显微牙髓治疗操作指导

主编　邓淑丽　王　莹

ZHEJIANG UNIVERSITY PRESS
浙江大学出版社
·杭州·

图书在版编目（CIP）数据

显微牙髓治疗操作指导 / 邓淑丽, 王莹主编. --杭州：浙江大学出版社，2022.8
ISBN 978-7-308-20995-3

Ⅰ.①显… Ⅱ.①邓…②王… Ⅲ.①手术显微镜－应用－牙髓病－治疗 Ⅳ.①R781.305

中国版本图书馆CIP数据核字（2020）第252783号

显微牙髓治疗操作指导

邓淑丽　王　莹　主编

责任编辑	张　鸽（zgzup@zju.edu.cn）
责任校对	季　峥
封面设计	雷建军
出版发行	浙江大学出版社
	（杭州天目山路148号　邮政编码：310007）
	（网址：http://www.zjupress.com）
排　版	浙江时代出版服务有限公司
印　刷	浙江省邮电印刷股份有限公司
开　本	710mm×1000mm　1/16
印　张	11
字　数	178千
版 印 次	2022年8月第1版　2022年8月第1次印刷
书　号	ISBN 978-7-308-20995-3
定　价	139.00元

《显微牙髓治疗操作指导》
编委会

主　　编：邓淑丽　王　莹

编　　者：（按姓氏拼音排序）

陈亚栋　陈　卓　郜慧慧　关晓旭

何新敏　宿凌恺　童苏嫚　屠美洁

王　洋　王辰烺　王京楠　杨梦瑶

余梦佳

绘　　图：陆怡凡

序

随着口腔医学显微时代的到来，牙体牙髓病学学科以微窥宏，实现了微创和精准治疗理念的变革，加速进入了高质量发展时期。

在牙科显微镜的辅助下，医生能够获得更大、更清晰的视野，可以更为精准地观察牙体及根管系统的精细结构，显著提高牙体牙髓相关疾病治疗的成功率，直接改善龋病、牙髓根尖周病、牙体硬组织疾病等常见口腔疾病的治疗效果。与之相应，牙科显微镜下的操作技能在口腔医学教学及专科医生的培养中备受重视，将成为口腔医师、口腔医学实习生、研究生、住培医师的必备技能。

本教材由浙江大学医学院附属口腔医院牙体牙髓科邓淑丽主任医师和王莹副主任医师主编，全面介绍了牙科显微镜的使用和操作技巧，将显微治疗技术融入常见的牙体牙髓疾病治疗操作中，是一本很好的普及显微牙髓治疗技术的教材，非常适合初次接触牙科显微镜的学生及医生学习，有助于他们在牙科显微镜的辅助下尽可能守护天然牙列与牙齿功能。

中华口腔医学会　副会长

浙江大学口腔医学院　院长　　　陈谦明教授

浙江大学医学院附属口腔医院　党委书记

2022 年 6 月

前　言

牙科显微镜于 20 世纪 90 年代开始推广使用,现已广泛应用于牙体牙髓病学临床、教学及科研工作。牙科显微镜的使用突破了传统治疗的视野局限性和感觉依赖性,使术者获得放大、清晰的视野,可以观察到牙体和根管系统等结构的解剖细节。这样不仅可以进行牙髓根尖周病的诊断和治疗,而且可以处理疑难病例,例如探查遗漏根管和变异根管、处理钙化根管、取出分离器械、修补穿孔、牙髓血运重建、显微根尖手术等。

随着牙科显微镜应用的日趋广泛和显微牙髓治疗技术的快速发展,显微牙髓治疗技术的普及越来越重要。对于口腔医学专业高年级本科生、研究生、住培医师及年轻医师来说,在实习和住院医师规范化培训阶段了解和使用牙科显微镜是很有必要的。因此,我们着手编写了这本适合牙科显微镜初学者的教材。本教材侧重于介绍显微牙髓治疗和显微根管外科手术的操作方法及步骤,有助于牙科显微镜初学者掌握规范的操作步骤,训练牙科显微镜下手眼协调的操作技能,为熟练使用牙科显微镜打下基础。

邓淑丽

2022 年 6 月

目 录

概　述

牙科显微镜（dental operating microscope，DOM）是为口腔临床治疗设计的一种放大设备。1981 年，第一台商业化的牙科显微镜"Dentiscope"在美国问世，牙科显微镜开始逐步应用于根管外科手术和常规根管治疗。随着牙科显微镜设计的优化和改进，20 世纪 90 年代，使用牙科显微镜的牙髓病专科医师数量显著增加。1997 年，美国牙髓病专科医师协会（American Association of Endodontists，AAE）将牙科显微镜培训作为牙髓病专科医师认证的标准之一，牙科显微镜的使用成为牙髓病专科医师资格考试的必考内容。牙科显微镜可以提供良好的照明和放大的视野，帮助牙髓病专科医师更精准地完成治疗，处理过去无法治疗的疑难病例。因此，牙科显微镜逐渐被美国牙髓病专科医师所接受。2007 年，美国北加州大学的一项调查显示，使用牙科显微镜的牙髓病专科医师从 1999 年的 52% 增加到了 2007 年的 90%。

我国牙科显微镜的应用起步相对较晚，直到 20 世纪 90 年代末期，牙科显微镜才被应用于牙髓病及其他口腔疾病的诊断和治疗中。2003 年起，国内涌现出众多将牙科显微镜应用于牙髓病治疗及根管外科手术的文章和专著。2006 年，本科生规划教材《牙体牙髓病学》（第 2 版）将显微根管治疗术纳入。凌均棨教授主编的《显微牙髓治疗学》、王捍国教授主编的《显微根管外科彩色图谱》、梁景平教授主编的《牙体牙髓病诊疗中牙科显微镜操作图谱》等，为牙体牙髓病专科医师及牙体牙髓病学专业研究生提供了显微治疗的实践指导。另外，各类显微牙髓治疗和显微根管外科的继续教育项目及研修班加快了牙科显微镜的推广与普及。

牙科显微镜能够提供清晰明亮的放大视野，使术者能够看到牙体和根管系统的解剖细节，提高临床操作的精确性。牙科显微镜在牙体牙髓病学专业的应用主要包括以下几个方面。

1.龋病和非龋性疾病的辅助诊断，如深龋露髓与否的判断，隐裂、牙根折裂的诊断等。

2.根管口定位及遗漏根管寻找等。

3.根管通路的建立，比如髓腔入路的制备、根管口及根管内钙化物去除、根管内充填物去除、根管桩取出、根管内分离器械取出等。

4.穿孔修补、根尖屏障术等，比如穿孔的消毒及生物陶瓷材料的输送和就位。

5.活髓保存治疗和牙髓血运重建术。

6.显微根管外科手术，包括软组织切开翻瓣、去骨开窗、根尖周刮治、牙根或根尖切除、根尖倒预备、根尖倒充填、缝合等。

7.牙体解剖异常的患牙的治疗，比如牙内陷、融合牙的根管治疗。

8.牙体缺损修复，包括微创去腐、洞形制备、牙体缺损的复合树脂粘接修复等。

另外，牙科显微镜也越来越多地应用在口腔医学的其他专业，比如牙周病学、口腔修复学、口腔种植学等。牙科显微镜的应用能够减小手术创伤，提高手术的精确性，提高修复体的精确度和密合性等。牙科显微镜还可以通过配置助手镜、显示器及无线传输系统等设备，用于椅旁教学和远程会诊等。

第一章　牙科显微镜的认识与使用

第一节　牙科显微镜的系统组成

一、课前导读

牙科显微镜的发展历史及定义。

二、学习内容

1. 牙科显微镜的光学系统。
2. 牙科显微镜的机械系统。
3. 牙科显微镜的附加系统。

三、牙科显微镜的系统组成

（一）光学系统

光学系统是牙科显微镜的核心，主要由目镜、物镜、各种棱镜和放大倍率转换器等组成（图 1-1-1），这些元件共同决定显微镜的放大率。

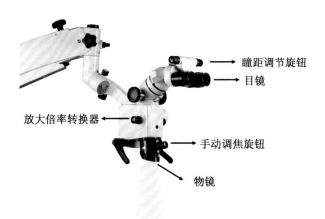

图1-1-1　牙科显微镜的机身和光学系统

1. 目镜

目镜有不同的放大倍率，牙科显微镜最常用的放大倍数是 10 倍和 12.5 倍（图 1-1-2）。目镜配有屈光度调节环，术者可根据自己的视力情况进行调节，常用的屈光度调节范围为 - 5D ～ + 5D。如果术者的视力正常或者屈光度已通过佩戴眼镜得到矫正，则可将屈光度调节环调至 0；如果术者的视力没有通过佩戴眼镜得到矫正，则需要将屈光度调节环调至适合术者的视力数值，从而保证目镜下所见影像在其他设备上同样保持清晰，也可使某一倍率的观察图像在转换为另一倍率时，成像也基本清晰。目镜还配有眼杯高度调节环，术者可以通过调节橡皮眼杯的高度，保持眼睛与目镜的距离，确保观察到完整的视野。

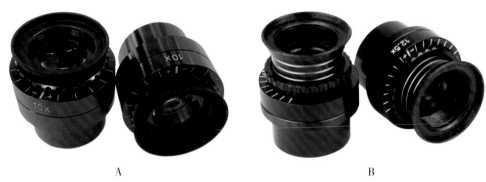

图1-1-2　牙科显微镜的目镜
A. 10倍目镜；B. 12.5倍目镜

2. 双目镜筒

双目镜筒的作用是将一个实时的物像投射到目镜的焦点平面，常见的焦距为 170mm。两个目镜张开的角度主要根据术者双目间的瞳距而定，可以通过瞳距调节旋钮（图 1-1-3）进行调节。牙科显微镜的双目镜筒通常为斜筒双目镜筒和变角双目镜筒（图

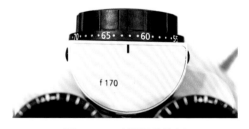

图1-1-3　瞳距调节旋钮

1-1-4）。斜筒双目镜筒的倾斜角度是固定的，一般为 45°。变角双目镜筒可通过

调节达到不同的倾斜角度，甚至超过180°。术者可以通过调节双目镜筒的倾斜角度，获得符合人体工学的舒适的工作体位。

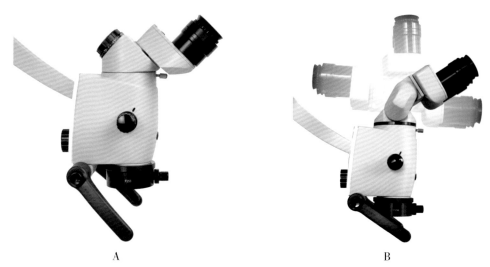

A　　　　　　　　　　　　　　　　B

图1-1-4　斜筒和变角双目镜筒

A.斜筒双目镜筒；B.变角双目镜筒

3. 放大倍率转换器

放大倍率转换器位于显微镜的体部，调节方式可分为手动和电动两种。手动放大倍率转换器多为分级变倍（图 1-1-5），目前常见的有 5 级变倍和 6 级变倍。通常，变倍调节旋钮上标有不同的放大系数，需要通过计算才能得出实际放大倍数，也有一些牙科显微镜的变倍调节旋钮上直接标明了各级对应的放大倍数。另外，有的显微镜配备了手动连续变倍系统，可以连续不间断变倍，避免了分级变倍系统在相邻放大倍率转换时的视觉中断。电动放大倍率转换器（图 1-1-6）通过变倍调节开关进行调节，可以连续变倍，实现更为精确的调节。电动放大倍率转换器的光学结构更复杂，价格也更高。

4. 物镜

物镜由一系列透镜组合而成，功能是将目标物初级放大并消除"相差"（指成像缺陷，表现为成像模糊、变形、色彩还原差等）。物镜的焦距决定了物镜镜片与术野间的距离，即工作距离。牙科显微镜的物镜可分为定焦物镜（图 1-1-7）和

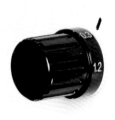

图1-1-5　手动放大倍率转换器（分级变倍）

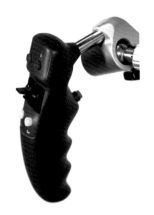

图1-1-6　电动放大倍率转换器
（包含电动调焦旋钮）

变焦物镜（图1-1-8）。定焦物镜的焦距是固定的，因此调焦时需要先将工作距离与物镜焦距调节至基本一致，再使用微调焦旋钮进行细调。变焦物镜可以在一定的范围内调节焦距，因此其工作距离可以在一定范围内变化，术者可以调节变焦调节旋钮进行对焦。牙科显微镜物镜的焦距范围约为200～420mm，最短工作距离是200mm，适当的工作距离能够确保足够的操作空间并方便器械传递。不同身高的术者，为了保持符合人体工学的操作体位，其工作距离也不同。身材较矮的术者，工作距离较短，需要短焦物镜维持最佳的人体工学体位。身材高大的术者，则需要长焦物镜以达到最佳的人体工学体位。

5. 调焦旋钮

调焦旋钮可分为手动调焦旋钮（图1-1-7和图1-1-8）和电动调焦旋钮（图

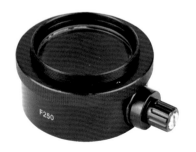

图1-1-7　定焦物镜（带手动调焦旋钮）

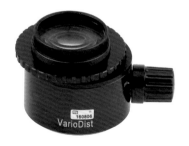

图1-1-8　变焦物镜（带手动调焦旋钮）

1-1-6）。手动调焦旋钮可改变物镜镜片与术野间的距离，从而实现精细调焦。而电动调焦则通过控制内部环路，将物镜移近或远离术野。

6.分光器

分光器（图1-1-9）的作用是使光线达到相应的接口和设备中。助手镜、图像采集系统等可与分光器对接，实现助手显微镜下配合及图像、视频资料的采集与保存。

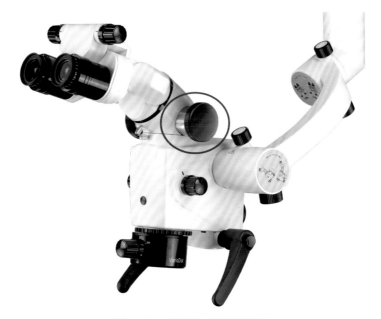

图1-1-9　分光器（画红圈处）

（二）照明系统

显微镜的光源有卤素灯、氙灯和LED光源。卤素灯光源光线柔和，但灯泡寿命短，需要经常更换。氙灯光源亮度高，比较刺眼，且价格较贵。LED光源亮度接近氙灯但光线不刺眼，使用寿命长，目前已经基本取代卤素灯光源和氙灯光源。光源的亮度可以通过亮度调节旋钮调节，操作过程中随着放大倍数的增加，视野逐渐变暗，需要增加光源的亮度。另外，光斑的大小也可以调节。牙科显微镜的光源还配置了滤光片，分别是橙色滤光片和绿色滤光片。橙色滤光片能够滤过光线中的蓝色可见光，主要用于复合树脂粘接修复过程，可防止复合树脂提前发生固化。绿色滤光片可以增强术区血管和组织的对比度，使细小的组织结构清晰可辨，适用于显微根管外科和牙周手术治疗。滤光片调节旋钮一般位于显微镜机身的背面（图1-1-10）。

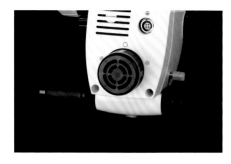

图1-1-10　滤光片调节旋钮

（三）机械系统

机械系统又称支架系统，包括立式（落地式）支架、悬吊式支架、壁挂式支架（图1-1-11）等。立式支架有地面固定式和轮式，轮式便于在不同椅位间移动。悬吊式和壁挂式支架可以节省地面空间，但只能固定椅位使用。

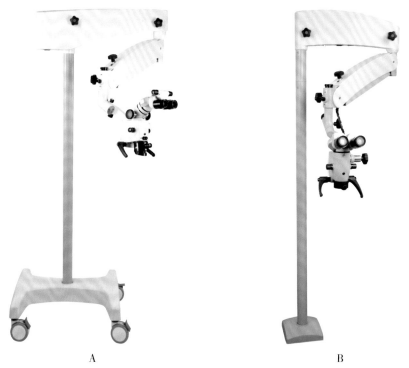

A　　　　　　　　　　　　　　　　B

图1-1-11（1）　牙科显微镜的支架系统

A.立式轮式；B.立式地面固定式

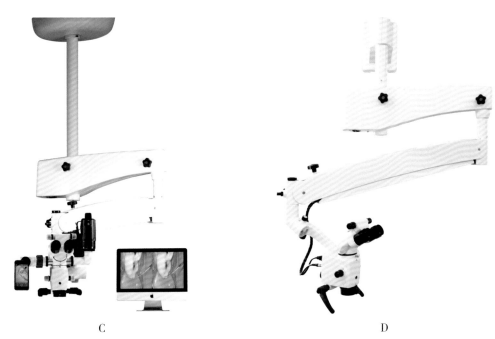

C   D

图1-1-11（2）　牙科显微镜的支架系统

C.悬吊式；D.壁挂式

以最常见的轮式支架为例，其结构包括以下部分（图 1-1-12）。

1. 底座和脚轮

承载整个仪器的重量，方便仪器的移动。四个脚轮可以方便地把设备移动到使用地点，脚轮常配有脚轮锁。

2. 立柱

支撑仪器的重量，延伸仪器的操作高度，安装显示器等附件。

3. 大横臂

可以通过大横臂水平移动显

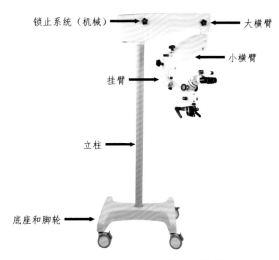

图1-1-12　轮式牙科显微镜支架系统

微镜，当调至合适位置时，需要通过锁止系统锁紧，避免在操作过程中移动。大横臂末端连接小横臂。

4. 小横臂

小横臂又称弹簧臂，由可调节拉力的强力气动弹簧、前后支座及连接杆组成力的平行四边形，设有平衡调节螺栓用于平衡显微镜重量。可以根据需要上下移动牙科显微镜，并在需要的高度靠阻尼停留。

5. 挂臂

挂臂连接显微镜镜头，并可使显微镜镜身绕挂臂轴旋转。

6. 锁止系统

锁止系统包括机械锁止系统（图1-1-13）和电子锁止系统（图1-1-14）。大横臂、小横臂、挂臂等均有相应的锁紧装置。

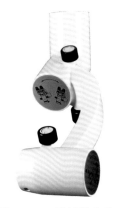

图1-1-13　机械锁止系统

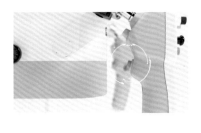

图1-1-14　电子锁止系统

（四）附加系统

牙科显微镜的附加系统包括助手镜（图1-1-15）、图像和视频采集系统（图1-1-16）等。通过外部的LCD显示屏或助手镜，助手也可以观察到镜下实时物像，了解术者操作的进度，方便护理配合，同时也可用于教学。图像和视频还可以进行保存和编辑，便于收集病例资料。

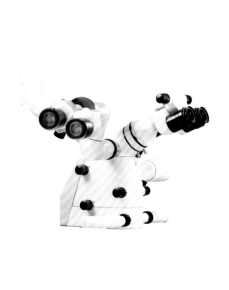

图1-1-15　助手镜

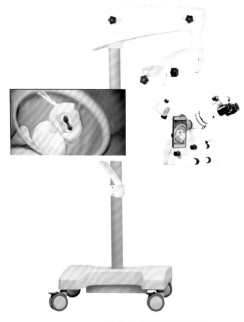

图1-1-16　图像和视频采集系统

四、实习评分

评定对牙科显微镜各组成部分的认知程度。

第二节　牙科显微镜的调节与操作体位

一、课前导读

1. 牙科显微镜的基本组成。
2. 显微口镜与普通口镜的区别。

二、学习内容

1. 牙科显微镜的调节。
2. 牙科显微镜使用时术者和患者的体位调节。

3. 牙科显微镜下使用显微口镜的技巧。

三、器械和材料

牙科显微镜，口腔综合治疗台，显微口镜。

四、方法和步骤

（一）牙科显微镜的调节

1. 牙科显微镜平衡的调节

通过旋转各个支架关节旋钮，对显微镜的机身平衡进行调节，使术者在移动显微镜机身时能轻松自如，而在操作时显微镜机身稳定，不会产生移动。

2. 调整瞳距和屈光度

根据术者瞳距大小调整双目镜距离，使术者双眼能够同时观察到镜下视野区，获得单一、立体的术野。然后将左右目镜筒上的屈光度调至适合术者的视力范围内。一般步骤如下：①将显微镜放置到聚焦目标的位置；②将左右目镜筒的屈光度调节至"0"；③调节物镜至聚焦范围的中心；④调节至最大放大倍数并垂直向移动显微镜获得最清晰的图像；⑤保持显微镜位置不变，同时调节放大倍数至最小，分别用左右目镜观察图像，调节屈光度至双眼均能看到清晰图像，记录屈光度数值。

3. 设定放大倍数

在显微根管治疗中，推荐的放大范围为 3～30 倍。一般情况下，低倍数（3～8 倍）常用于定位视野，中倍数（8～16 倍）用于一般临床治疗，高倍数（16～30 倍）用于观察患牙及根管内细微的解剖结构（表 1-2-1）。

4. 调整显微镜和术区的距离

在低倍镜下调整显微镜与术区的距离至视野初步清晰，经微调节旋钮进行精确调节，最后固定所有旋钮。

5. 调节照明系统

调节牙科显微镜亮度调节旋钮至合适的亮度，随着放大倍数的增加，视野范围缩小，视野变暗，这时可通过适当增加显微镜的光亮度予以弥补。

表 1-2-1　牙科显微镜不同放大倍数的视野特点及用途

放大倍数	提供的视野	用途	
		显微牙髓治疗	显微根管外科
低（3～8倍）	较宽、较深的视野	定位术区	定位和观察术野，去骨，初步截根，超声工作尖位置及方向的确定，缝合，拆线
中（8～16倍）	中等宽度、中等深度的视野	髓腔入路建立，定位根管口，观察和识别隐裂纹，根管冲洗、干燥及根管充填	术区止血，根尖周刮治，根尖区观察，根尖切除，观察牙根表面及根切截面，根尖倒预备，根尖倒充填，牙根切除
高（16～30倍）	很小的视野，很浅的深度，聚焦于极小的观察对象	定位根管口，观察和识别隐裂纹，定位钙化根管，观察细微解剖结构，记录影像	观察牙根表面及根切截面，观察根尖倒预备和倒充填后，观察细微解剖结构（裂纹），记录影像学资料

（二）牙科显微镜的操作体位

1. 术者体位

使用牙科显微镜进行非手术治疗时，术者一般位于患者头部正后方，活动范围在 10 点至 12 点位置（图 1-2-1）。术者坐在医师椅上，双脚平放于地面，小腿与地面垂直，大腿和双肩与地面接近平行，头、颈、腰部呈自然直立位，前臂自然弯曲约 90°，肘部高度与患者的口腔位于同一平面，眼睛应与目镜筒平齐（图 1-2-1 和图 1-2-2）。

2. 患者体位及椅位调节

在治疗上颌牙时，一般将患者调整至接近仰卧的体位，使上颌平面与地面接近垂直（图 1-2-3）。在治疗下颌后牙时，一般将下颌平面调整至与地面呈 45° 角或呈 80° 角（图 1-2-4）。治疗下颌前牙时，一般需要将下颌平面调整至与地面呈 60°～70° 角（图 1-2-5）。根据患者身高和张口度不同，在治疗时可以适当微调体位。此外，患者的体位还可根据不同的操作区进行调整，若工作侧是右侧后牙区，则患者头部可略转向左侧；若工作侧是左侧后牙区，则患者头部可略转向右侧。

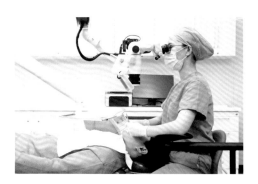

图1-2-1　非手术显微治疗体位（侧面观）

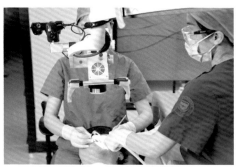

图1-2-2　非手术显微治疗体位（正面观）

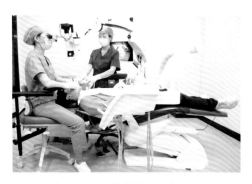

图1-2-3　患者体位（上颌牙）

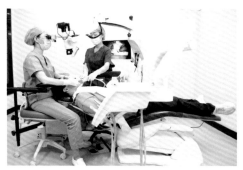

图1-2-4　患者体位（下颌后牙）

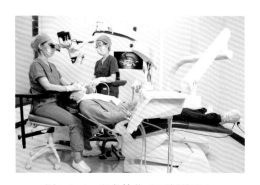

图1-2-5　患者体位（下颌前牙）

（三）显微口镜的使用技巧

1. 口镜放置角度

在绝大多数根管治疗中，不能在显微镜下直接观察到根管内的形态，一般需要通过口镜反射以获得最佳视角。口镜使用最优的角度是，口镜与显微镜的物镜（即光线）呈 45° 角。

2. 口镜放置位置

口镜放置位置必须与橡皮障隔离的患牙保持一定距离。如果显微口镜离患牙太近，会干扰操作中显微根管器械的使用。

3. 保持镜面清洁

在治疗过程中应始终保持镜面干净，以保证视野清晰，在治疗间隙用乙醇棉球清洁口镜表面以保持镜面清洁。

（四）牙科显微镜临床使用步骤

1. 调整术者和患者椅位。

2. 移动显微镜至操作区域，调节显微镜和术区的距离。

3. 调整瞳距和屈光度，初步对焦。

4. 精细调节患者椅位，获得最佳的视野。

5. 精细对焦，低倍镜确定视野，逐渐放大至操作倍数。

6. 调节照明系统，选用合适的光亮度和滤光片。

7. 助手镜和助手体位的调节。

五、注意事项

1. 移动显微镜时注意轻拿轻放，不要使用蛮力导致显微镜损坏。

2. 在使用显微镜观察时，必须要双眼能够同时观察到镜下视野区，以获得单一、立体的术野，同时减少视觉疲劳。

六、实习评分

1. 评定牙科显微镜的调节是否合适。

2. 评定不同牙位显微治疗时术者操作体位以及患者体位是否正确。

3. 评定牙科显微镜临床使用的步骤是否正确。

第三节 显微牙髓治疗的器械与设备

一、课前导读

显微牙髓治疗与传统牙髓治疗的区别。

二、学习内容

1. 常用显微牙髓治疗器械。

2. 常用显微牙髓治疗辅助设备。

三、器械和材料

橡皮障系统，显微口镜，显微探针，显微根管锉，MTA 输送器，Stropko 微冲洗器，显微吸引器，超声治疗仪及工作尖，影像系统。

四、方法和步骤

（一）橡皮障系统

橡皮障系统主要由橡皮布、打孔器、橡皮障夹、橡皮障夹钳、橡皮障支架几部分组成（图1-3-1）。此外，还有一些辅助工具，如牙线、楔线、封闭剂、剪刀、定位板等。

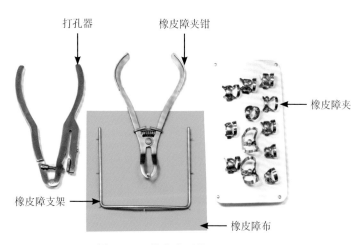

图1-3-1 橡皮障系统

（二）显微牙髓治疗器械

1. 显微口镜

显微口镜是牙科显微镜下操作专用的口镜。显微口镜的反射面在镜片表面，不会受光线在玻璃内折射的影响形成重影，成像清晰，不扭曲，但镜面容易划伤，应当正确使用。显微口镜根据临床使用目的不同分为常用显微口镜和根尖手术用显微口镜。

常用显微口镜（图 1-3-2）的外观、大小与普通口镜基本一致，不同点在于反射面在口镜表面。根尖手术用显微口镜（图 1-3-3）镜面直径较小，一般为 3～9mm，有圆形、椭圆形、方形等不同形状，镜面材质也有金属和玻璃的区别。根尖手术用显微口镜的口镜颈一般较长，有些口镜柄有一定韧性，可根据手术需求调整角度，便于观察。

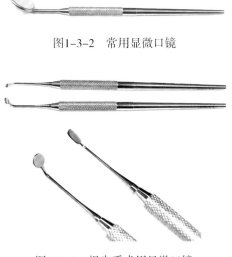

图1-3-2　常用显微口镜

图1-3-3　根尖手术用显微口镜

2. 显微探针

最常用的显微探针是 DG-16 探针（图 1-3-4），是根管口探针，主要用于探查根管口，检查髓底、根管壁的完整性；探查遗漏根管、根管内阻塞物（如分离器械）以及隐裂纹的位置等方面。另外，还有 JW-17、MEX1 等不同型号的显微探针。其中，JW-17 探针比 DG-16 探针更细，更适用于探查钙化根管。MEX1 探针主要用于探查根面是否有裂纹。

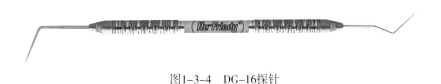

图1-3-4　DG-16探针

3. 显微根管锉

显微根管锉（图1-3-5）的工作端有类似K锉或H锉的螺纹，可以通过上下提拉，辅助扩通根管上段，便于进一步疏通根管。

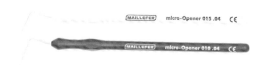

图1-3-5　显微根管锉

4. MTA输送器

MTA输送器（图1-3-6）便于将MTA准确地放置于穿孔处或根尖孔处，常用于显微根尖手术、髓室底穿修补术、根管壁侧穿修补术、根尖屏障术、牙髓血运重建术等。

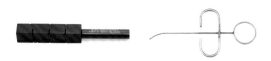

图1-3-6　MTA输送器

5. Stropko微冲洗器

Stropko微冲洗器（图1-3-7）能够精准地控制水流和气流，通过在其末端连接根管冲洗针，可以有效地对根管系统进行冲洗和干燥，获得清晰的视野。在显微根尖手术中，可以干燥骨腔、切除的牙根表面和倒预备的洞形。

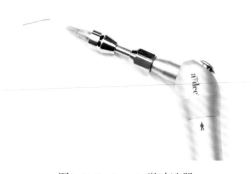

图1-3-7　Stropko微冲洗器

6. 显微吸引器

显微吸引器可配合口径从0.5到2mm不等的注射头使用。在显微根管治疗中，显微吸引器能达根管中部有效吸引，干燥根管以避免将水滴误认为根管异物；在根尖手术倒充填完成后，使用显微吸引器可以去除多余的材料，并干燥术区。

（三）显微牙髓辅助设备

1. 超声治疗仪

超声治疗仪（图1-3-8）是显微治疗中的重要

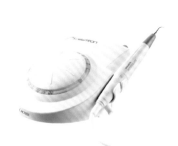

图1-3-8　超声治疗仪

辅助设备,主要由超声波发生器和换能器组成,通过将高频电能转化为超声波振动进行工作。根据换能器不同,超声治疗仪可分为磁伸缩式和压电陶瓷式两种类型。超声治疗仪配有多种工作尖(图1-3-9),可用于荡洗根管、预备根管、清理钙化组织、取出根管阻塞物、去除原充填修复体等。超声工作尖可以精准地去除牙体组织,减少和防止髓室底穿、根管侧穿等并发症。

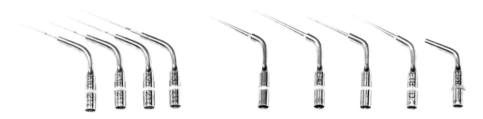

图1-3-9　超声工作尖

2. 影像系统

牙科显微镜的影像系统包括内置影像系统和外置影像系统。内置影像系统无须额外的空间,视频线整合在悬挂臂内,不影响美观(图1-3-10)。外置影像系统利用分光系统,在分光系统上安装单反相机或高清摄像机,成像效果更好。但由于是外接系统,所以有较多的连接线暴露在外(图1-3-11)。

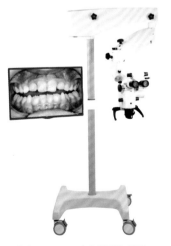

图1-3-10　内置影像系统

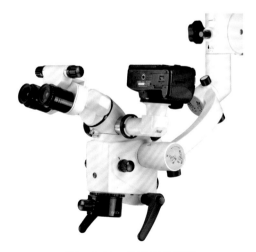

图1-3-11　外置影像系统

五、注意事项

显微牙髓治疗器械设计精细，须规范使用，防止器械损坏。

六、实习评分

评定对各种显微牙髓治疗器械的名称及用途的掌握情况。

第四节　牙科显微镜的保养

一、课前导读

牙科显微镜的组成部分。

二、学习内容

牙科显微镜的维护方式。

三、方法和步骤

（一）光学系统的清洁维护

1. 光学元件的清洁

光学系统是牙科显微镜的核心组成，其维护非常重要。牙科显微镜的光学部件应使用专用擦镜纸擦拭。如果存在难以清理的污迹，可用脱脂棉蘸少许95%以上的乙醇溶液或镜头清洗液，从中央到周边进行擦拭。

2. 照明系统的维护

牙科显微镜的照明系统具有有限的使用时长。在显微镜开关机时，应将照明系统关闭或将亮度调至最小，以避免突然的高压冲击造成光源损伤。在使用显微镜时，先打开总电源，再打开显微镜的工作开关。当显微镜上指示灯亮时，再调节亮度调节旋钮以达到术者要求的亮度。使用后，应先将照明系统关闭或亮度调至最小，再关闭显微镜工作开关，最后关闭总电源。

（二）机械支架系统的维护保养

在使用牙科显微镜前，应常规检查各关节部位有无松动现象，平衡是否稳定。使用后，应用干净湿布擦净，切忌用乙醇或乙酰清洗而造成机械部件腐蚀和损坏。显微镜的机械滑动部位应定期涂抹中性润滑剂，以保持其活动的灵活性，防止生锈。清洁后，收拢各横臂，拧紧关节旋钮，理顺光导纤维，将显微镜放置于清洁干燥处，使用防尘套罩住并锁好底座固定装置，防止震动或碰撞。

四、注意事项

1. 应注意牙科显微镜开关机顺序，避免造成光源损伤。
2. 牙科显微镜的光学部件应使用专用擦镜纸擦拭，避免损伤光学部件。
3. 机械支架系统维护时切忌用乙醇或乙酰清洗，避免造成机械部件腐蚀和损坏。

五、实习评分

1. 评定光学元件及照明系统维护的顺序是否正确。
2. 评定机械支架系统的维护保养方式是否正确。

第二章 显微牙髓治疗术区隔离及护理配合

第一节 显微牙髓治疗术区隔离

一、课前导读

1. 显微牙髓治疗术区隔离的主要方式。
2. 橡皮障系统的组成、辅助器械和材料。
3. 橡皮障隔离的优点。

二、学习内容

1. 掌握橡皮障隔离术。
2. 熟悉橡皮障隔离术所需要的器械和用品。

三、术前评估

在安置橡皮障之前,需要确定和检查需要隔离的牙齿,检查患牙是否存在牙结石、患牙牙体缺损情况、牙体或修复体是否存在尖锐边缘等。

四、器械和材料

橡皮布,打孔器,橡皮障夹,橡皮障夹钳,橡皮障支架,隔离纸巾,楔线,牙线,润滑剂,橡皮障封闭剂,钝头充填器,剪刀等。

五、操作步骤

（一）治疗前的准备

调整椅位,向患者交代术区隔离的必要性和可能出现的感受。根据治疗需要和患者的口腔条件,确定隔离牙位和牙数。一般情况下,后牙牙髓治疗只需要隔离单颗患牙;前牙的牙髓治疗、前、后牙的牙体修复治疗,需要隔离多颗牙。同时隔离多颗后牙时,常需隔离治疗牙远中一颗牙齿至中线。前牙区常隔离由一侧前磨牙至对侧前磨牙之间的所有牙齿，乳牙治疗也应隔离多个牙位，以增加橡皮布固位、视野范围和操作空间。

在安装橡皮障前，需清除隔离牙的软垢、结石和增生的牙龈组织，暴露牙体缺损龈阶根方有支持力的牙体组织。对缺损较大的患牙，可以制作假壁以便橡皮障系统的固位。可用牙线检查接触点是否过紧及邻面是否光滑。如果邻接较紧，则可将润滑剂涂布在橡皮布孔周围，以助橡皮布通过邻接位置。确保隔离牙的牙体或修复体边缘光滑，以免橡皮布在通过时造成撕裂。如操作过程中可能触痛牙龈，应考虑行局部麻醉。

（二）橡皮布的选择和打孔

牙髓病治疗多选不易撕裂的中或厚型橡皮布，一般将布的暗面朝向术者，减少炫光，大小要能完全盖住口腔，上缘不要盖住鼻孔，下缘至颏下部。采用打孔板在橡皮布上标记隔离牙的位置，根据治疗牙的大小选择合适的孔径，然后打孔。孔的边缘应当连续光滑，如果孔边缘有微小开口或打孔不完全，则容易在安装时造成橡皮布的撕裂。

（三）选择橡皮障夹

建议根据牙位挑选前牙夹、前磨牙夹或上下颌的磨牙夹，再根据安装方式选择有翼或无翼的橡皮障夹，最后根据剩余牙体组织的多少确定喙的形态。在口内试戴合适后方可使用。

（四）安放橡皮障

常用的橡皮障安放方法有翼法、橡皮布优先法、橡皮障夹优先法及弓法四种。临床上可根据牙位、固位方式、治疗内容不同，选择不同的方法。

1. 翼法

必须用有翼的橡皮障夹，先在口腔外将橡皮障夹的翼套入橡皮布的孔，橡皮障夹其余部分位于橡皮布上方。用橡皮障夹钳撑开橡皮障夹，将其与橡皮布一同安放到隔离牙的颈部。橡皮障夹的弓部一般置于隔离牙的远中，以免影响治疗操作。使用钝头器械将两翼上方的橡皮布翻下，用牙线帮助橡皮布通过邻面触点完全就位（图2-1-1）。使用橡皮障夹钳撑开橡皮障夹，使橡皮布就位贴合牙颈部。

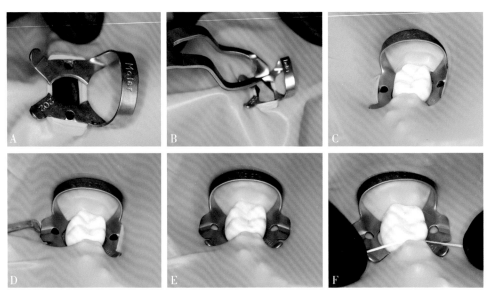

图2-1-1 翼法

A. 将橡皮障夹的翼套入橡皮布的孔，橡皮障夹其余部分位于橡皮布上方；B. 使用橡皮障夹钳撑开橡皮障夹及橡皮布；C. 橡皮障夹的喙部卡抱牙颈部，形成四点接触；D. 使用钝头器械将两翼上方的橡皮布翻下；E. 翼上方的橡皮布已翻下；F. 牙线帮助橡皮布通过邻面触点

2. 橡皮布优先法

撑开橡皮布，将打好孔的橡皮布套入隔离牙齿，用牙线帮助橡皮布通过邻面触点，使橡皮布完全就位，使用橡皮障夹或楔线固定橡皮布（图 2-1-2）。

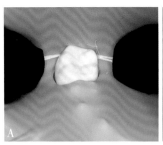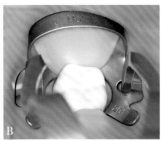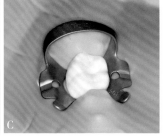

图2-1-2 橡皮布优先法

A. 将打好孔的橡皮布套入隔离牙齿，用牙线帮助橡皮布通过邻面触点；B. 用橡皮障夹钳将橡皮障夹固定在牙颈部；C. 橡皮障安放完成

3. 橡皮障夹优先法

先将橡皮障夹安置在需隔离的患牙上，撑开打好孔的橡皮布并穿过橡皮障夹的弓部，继续撑开橡皮布使之完全穿过橡皮障夹，用牙线通过触点，使橡皮布通过触点并完全就位。推荐使用无翼橡皮障夹，并在橡皮障夹上系上安全绳，安装时将绳末端始终朝向口外，防止橡皮障夹滑脱而造成误吞或误吸（图2-1-3）。

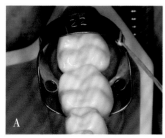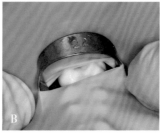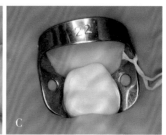

图2-1-3　橡皮障夹优先法
A. 将橡皮障夹安置在需隔离的患牙上；B、C. 撑开橡皮布使之完全穿过橡皮障夹

4. 弓法

将橡皮障夹的弓从橡皮布背面由孔穿出，使其暴露在外。翻转橡皮布，露出橡皮障夹的夹臂，用橡皮障夹钳撑开橡皮障夹并收拢橡皮布，在直视下将橡皮障夹安放在隔离牙的颈部，将橡皮布从橡皮障夹上拉下并套入隔离牙的牙颈部，使用牙线通过触点，使橡皮布完全就位（图2-1-4）。

（五）安装橡皮障支架

橡皮布和橡皮障夹就位稳定后，用橡皮障支架撑开橡皮布，使橡皮布平整并完全覆盖口腔（图2-1-5）。

（六）安装后的检查

橡皮障安装完成后，再次确认牙位是否正确，检查橡皮布是否遮挡患者鼻部，以免影响患者呼吸。在隔离区域注水，检查术区隔离效果，如果轻微渗漏，查找渗漏原因，可用橡皮障封闭剂封闭橡皮布与牙面之间的间隙。

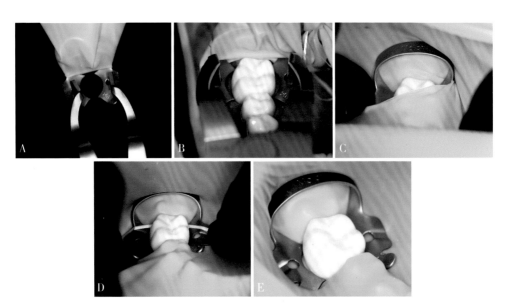

图2-1-4　弓法

A. 橡皮障夹的弓从橡皮布背面由孔穿出，翻转橡皮布，露出橡皮障夹的夹臂；B.用橡皮障夹钳撑开橡皮障夹，将橡皮障夹安放在隔离牙的颈部；C. 将橡皮布从橡皮障夹上拉下并套入隔离牙的牙颈部；D. 使用牙线辅助橡皮布通过邻面触点；E. 橡皮障安放完成

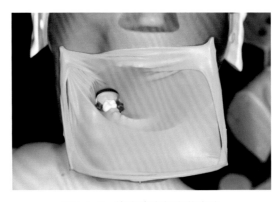

图2-1-5　橡皮障支架安装完成

（七）橡皮障的拆除

单颗隔离牙的橡皮障拆除较简单，先用橡皮障夹钳取下橡皮障夹，然后将橡

皮布连同支架一起取下。多颗牙隔离时，先取下橡皮障夹，用剪刀剪断各牙之间的橡皮布间隔，将布和支架一同摘下，注意勿将橡皮布碎屑遗留在牙间隙。

六、注意事项

1. 橡皮障夹就位时注意保护牙龈。

2. 橡皮障夹的弓部一般位于术区远中。

3. 若剩余牙体组织少，则可通过选择特殊设计的橡皮障夹、制作假壁恢复牙体外形等方法增强橡皮障夹的固位。

4. 在隔离烤瓷、全瓷冠修复的牙时，橡皮障夹要避免夹到冠边缘以免造成崩瓷，或将橡皮障夹安放在就近的天然牙上。

七、实习评定

评定对橡皮障各种安放方法的掌握情况。

第二节　显微牙髓治疗的护理配合

一、课前导读

1. 四手操作的定义。

2. 四手操作在显微牙髓治疗中的意义。

二、学习内容

1. 助手的体位、治疗器械传递和交换的方法。

2. 显微牙髓治疗常用器械的传递方法及注意事项。

三、术前评估

评估患者的全身情况，询问患者基础疾病、药物过敏史等，根据治疗内容告知患者治疗流程、步骤等，并征得患者同意。

四、器械和材料

牙科显微镜，口腔综合治疗台，助手椅，卡局式注射器，卡局芯式麻醉剂，专用注射针头，橡皮障系统，显微口镜，K 锉，无菌海绵块，垂直加压充填器，机用镍钛根管预备系统，Stropko 微冲洗器，吸唾器。

五、方法和步骤

（一）操作前的准备

在进行操作前，助手应根据具体的治疗内容准备合适的仪器、器械、材料、药品等，并将器械、材料等有序地摆放在助手侧治疗台。根据治疗牙位调节椅位灯光。在牙科显微镜使用前，助手需要对显微镜的相关部位进行隔离防护（图2-2-1），如在旋钮处放置避污帽，在把手处贴避污膜或套避污袋等，并接通显微镜电源、打开开关。

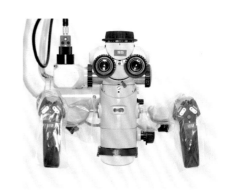

图2-2-1　牙科显微镜的隔离防护

（二）助手体位及助手镜调节

在进行四手操作时，治疗区域应遵循"时钟概念"，医师工作区位于7—12点，助手工作区位于2—4点，器械传递区位于4—7点，助手侧治疗台一般放在静止区即12—2点位置（图2-2-2）。助手面对医师，座位比医师高10～15cm（图2-2-3），双脚放在座椅底盘脚踏上，座椅扶手位于肋下区（图2-2-4），助手可利用助手椅弯形扶手承托上躯以达平衡。助手与患者平行而坐，助手髋部与患者肩部平齐，大腿与地面平行，尽可能靠近患者。

对于配有助手镜的牙科显微镜，医师调节好椅位和显微镜后，助手才能调节助手镜。助手通过调节瞳距、屈光度、助手镜与术区的垂直距离等，获得清晰的视野和舒适的体位。

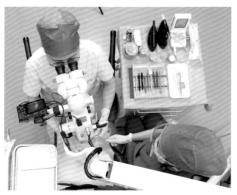
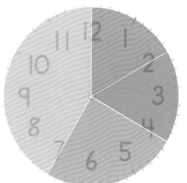

图2-2-2　治疗区域分布

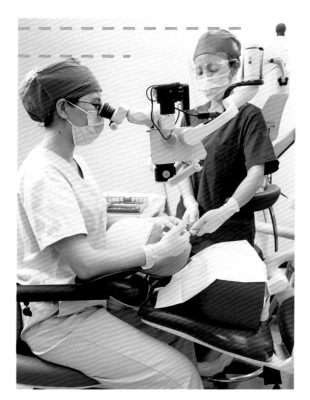

图2-2-3　医助体位

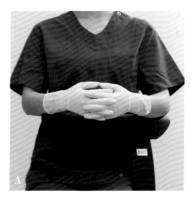
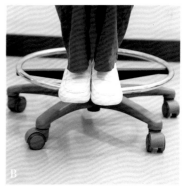

图2-2-4　助手体位

A. 助手椅扶手位于肋下区，可利用弯形扶手承托上躯，维持舒适的工作体位；B. 助手双脚放在座椅底盘上

（三）器械传递

助手应根据患者治疗内容和治疗流程，及时传递相应的治疗器械。器械传递区域位于4—7点，禁止在患者头面部传递器械。传递器械时，应尽可能靠近患者的口腔，传递动作应准确无误，以免污染器械和损伤患者头面部。在牙科显微镜下操作时，视野局限，医师应尽量减少视野改变，故医师的手应保持在操作区不变，助手将器械传递至医师镜下视野范围内，确保将器械精准地传递给医师。常见的器械传递方法如下。

1. 握笔式传递法

助手握持器械的非工作端或器械远中端进行传递，大多数诊疗器械可以用握笔式传递法进行传递，这是临床最常用的器械传递方法（图2-2-5）。

2. 掌拇握式传递法

掌拇握式传递法多用于传递麻药（图2-2-6）。

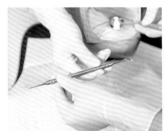

图2-2-5　握笔式传递法

3. 掌式握持传递法

掌式握持传递法主要用于传递血管钳、橡皮障夹钳或拔牙钳等（图2-2-7）。

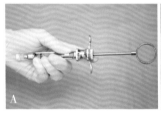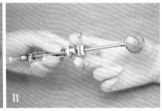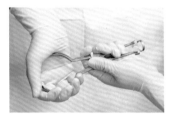

图2-2-6　掌拇握式传递法　　　　　　　图2-2-7　掌式握持传递法
A.助手握持注射器；B.传递注射器，确保医师能牢固握持

需要注意的是，助手将器械传递给医师时，应轻加压提示医师接稳器械。当器械使用完后，医师示意助手更换器械。在器械交接时，医助双方应给对方信号，确保器械交接准确无误。

（四）器械交换

1. 双手器械交换法

双手器械交换法一般用于传递检查器械，助手双手以握笔式握持器械一端，将器械传递到医师双手中，或助手从医师双手中接过使用过的器械（图2-2-8）。传递器械时，助手应根据医师接过器械后操作的便利性调整器械工作端的方向，以便医师接过器械后能直接使用。

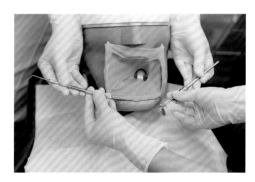

图2-2-8　双手器械交换法

2. 旋转器械交换法

助手以无名指和小指接过使用后的器械，拇指、食指、中指握住器械旋转180°，将需要反复使用的工作端清理干净，再传递给医师使用（图2-2-9）。

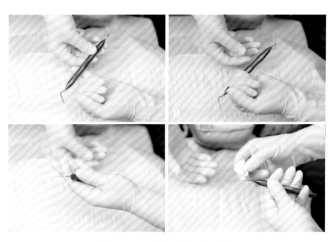

图2-2-9　旋转器械交换法

A、B. 助手用无名指和小指接过使用后的器械；C. 用拇指、食指、中指握住器械旋转180°；D. 清洁器械工作端

3.平行器械交换法

以助手的拇指、食指及中指递送已灭菌的器械，以无名指和小指接过使用后的器械（图 2-2-10）。

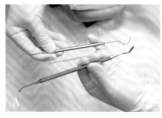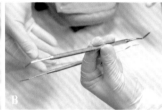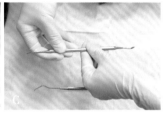

图2-2-10 平行器械交换法
A.助手用无名指和小指接过使用后的器械；B、C.用拇指、食指和中指递送即将使用的器械

（五）显微牙髓治疗常用器械的传递和交换方法

1.根管锉

在传递和交换根管锉时，可以将根管锉插在海棉块或清洁台上，也可使用棉花或纱布包裹根管锉尖锐的工作端，将根管锉柄朝向医师进行传递（图 2-2-11）。助手应先标记工作长度，然后将根管锉插入清洁的海绵块，传递给医师，并把即将使用的根管锉补充到清洁的海绵块上。当医师需要更换根管锉时，助手需要先回收使用过的根管锉，再传递新锉（图 2-2-12）。

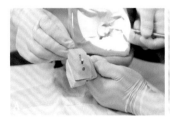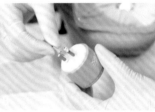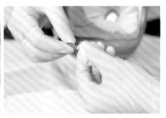

图2-2-11 传递锉
A.使用海绵块传递根管锉；B.使用清洁台传递；C.使用棉花包裹根管锉工作端传递

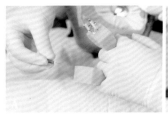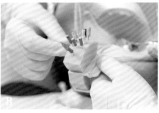

图2-2-12　回收锉

A. 将使用过的根管锉插入用于回收根管锉的海绵块上；B. 同一海绵块可在不同面上进行根管锉的传递和回收

2. 交换口镜

为保证医师使用显微口镜时视野清晰，助手可以在不影响医师操作的情况下，用干净口镜替换污染口镜，助手传递口镜时需要根据治疗牙位调整镜面方向（图 2-2-13）。

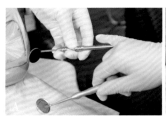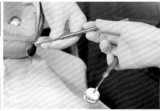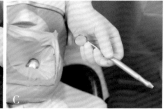

图2-2-13　交换口镜

A. 助手用拇指、食指、中指握持清洁口镜，使用小指、无名指接过污染的口镜；B、C. 将清洁口镜递送至医师手中

3. 根管冲洗器

助手在传递冲洗器时，应检查冲洗针头是否拧紧，并试冲洗检查针头是否通畅，避免冲洗液外漏或造成针刺伤。助手传递冲洗器时，需要交换医师手中的机用镍钛器械或 K 锉（图 2-2-14），并及时使用吸唾器。

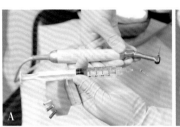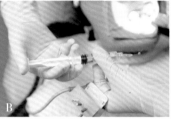

图2-2-14　传递冲洗器
A.助手接过医师手中的器械；B.传递根管冲洗器

4. 牙髓镊

当使用牙髓镊传递物品时，应锁紧镊子以防物品掉落，助手持镊子前端或末端传递镊子（图 2-2-15）。

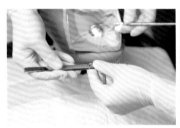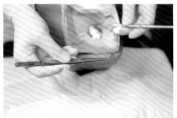

图2-2-15　传递牙髓镊
A.助手锁紧牙髓镊，握持镊子前端传递；B.医师接过牙髓镊

5. 卡局式注射器

在传递麻药时，应注意医师手指握持的位置，确保传递动作准确无误。注射器可视窗需面向医师，以便医师观察回吸是否有血、注射剂量等。待医师拿稳器械后，助手一手固定注射器，一手脱针帽。在麻药注射完成后，医师应单手将针头套回针帽再传递给助手，或者直接将使用过的注射器放入器械盘回收（图2-2-16）。

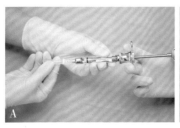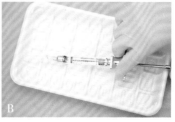

图2-2-16 卡局式注射器传递

A.助手一手固定注射器,一手脱针帽;B.麻药注射完成后,医师单手将针头套回针帽

6. 刀柄

助手应手持器械的中部,刀刃背向手心,将握持部位递与医师;在回收器械时,医师应握持器械中部,将握持部递给助手(图 2-2-17)。

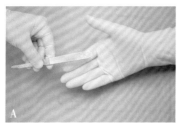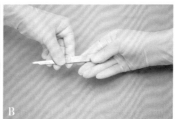

2-2-17 刀片传递

A.助手握持刀柄中部,刀刃背向手心;B.将刀柄握持部递给医师

7. 双工作端器械

当传递双工作端器械(如树脂充填器、垂直加压器、显微根尖手术器械等)时,需要准确分析将要使用的工作端,助手手持非工作端,将器械传递给医师。

(六)保持术野清晰、术区清洁

当医师操作时,助手应密切关注术区,对于配有助手镜的牙科显微镜,可通过助手镜同步观察术区。及时使用Stropko微冲洗器清洁口镜并且清理碎屑,以保持术区清洁。助手双手分别握持Stropko微冲洗器和吸唾器,在不遮挡医师视野的情况下,通过Stropko微冲洗器水气冲洗配合吸唾器吸引,将术区清洁干净(图 2-2-18)。

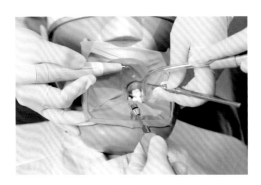

图2-2-18 水气冲洗保持视野清晰、术区清洁

（七）治疗过程中器械和材料的准备

在操作过程中，助手还应当根据具体的治疗进度准备器械和材料，比如 K 锉预弯、标记工作长度等。

六、注意事项

1. 器械在传递和交换时，应确保无碰撞、无污染。

2. 在传递器械时，应注意操作牙位及器械的方向，以便医师接过器械后无须调整工作端角度或握持位置，直接可以使用。

3. 显微镜在调节时，物镜与术区应保持恰当的工作距离，避免器械传递和交换时因空间不足而碰撞物镜。

4. 助手应注意观察患者的反应，若发现异常，及时向医师报告并协助处理。

七、实习评分

评定对显微牙髓治疗中常用的器械传递和交换方法的掌握情况。

第三章　显微根管治疗

第一节　髓腔入路的制备

一、课前导读

1. 髓腔的基本解剖结构。
2. 牙科显微镜下髓腔入路的设计与制备。
3. 牙科显微镜下定位根管口的方法。

二、学习内容

1. 牙科显微镜下制备髓腔入路。
2. 牙科显微镜下寻找上颌磨牙近颊腭侧根管（MB2）。

三、术前评估

术前全面了解患牙的基本情况，患牙髓腔解剖结构决定了髓腔入口的形态，影像学检查有助于全面分析患牙的髓腔特点，优化髓腔入口的设计。根管治疗术前须对患牙拍摄 X 线片；如果需要，可以拍摄锥形束 CT（cone beam computed tomography，CBCT）。操作前研读术前 X 线片或 CBCT，了解患牙的髓腔解剖结构，评估龋坏部位和范围、髓室位置及与咬合面的距离、根管口位置、根管数目、形态及钙化程度等。

四、器械和材料

口腔综合治疗台，牙科显微镜，橡皮障系统，高速涡轮手机，慢速手机，球钻，裂钻，安全车针（图 3-1-1），长颈球钻，根管口探针（DG-16 和 JW-17），显微口镜，Stropko 微冲洗器，显微根管锉，K 锉，C+ 锉，超声治疗仪及工作尖，0.5% ～ 5.25% 次氯酸钠（NaClO）溶液。

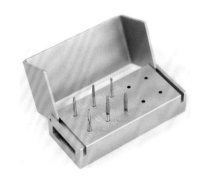

图3-1-1　裂钻、球钻及安全车针

五、方法和步骤

（一）术区隔离

橡皮障系统是术区隔离的重要工具。术区隔离提供清洁的治疗区域，提高操作效率，是进行非手术显微牙髓治疗的第一步。当橡皮障安置完成后，医师应仔细检查橡皮障与牙齿之间有无渗漏，对微小的渗漏区域可以用橡皮障封闭剂获得完善的隔离。

（二）调节椅位及显微镜

调节术者和患者的椅位，调节显微镜使术野清晰，易于观察和操作。

（三）去除龋坏组织、充填物和修复体

在开髓和疏通根管之前，应去净患牙的龋坏组织和不良修复体，可进一步评估患牙的可修复性和保存价值。拆除修复体有利于暴露患牙的真实形态，确保正确的髓腔入路。还应去除薄壁弱尖和无机釉，适当降低咬合，预防治疗周期内出现牙体折裂。在完成上述操作后，可以制作假壁以便橡皮障夹稳定夹持在患牙上。

（四）设计和制备髓腔入口洞形

操作前需要掌握髓腔的基本解剖结构，熟悉不同牙位开髓洞形设计的要点。开髓洞形主要受髓室形态的影响，而髓室形态存在增龄性变化。因此，术前研读X线片，有助于开髓洞形的设计。

选择合适大小的裂钻并将其安装在高速涡轮手机上，在设计好的开髓洞形的中央进针，初步制备一个略小于开髓洞形的深洞，逐步加深窝洞。

（五）穿通髓腔

根据X线片分别估算患牙从切端或𬌗面至髓室顶、髓室底的距离，在接近髓腔时调整车针方向平行于牙体长轴，在高耸的髓角处穿通髓腔（图3-1-2）。

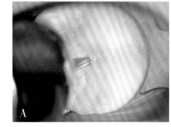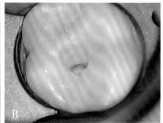

图3-1-2　髓腔入路制备

A.使用裂钻在设计好的开髓洞形的中央进针；B.穿通髓腔

如果髓腔较小，则可在较粗的根管口对应的位置穿通髓腔。

如果已经达到预估深度却没有落空感，应仔细检查是否为偏离牙体长轴或髓室钙化而导致落空感不明显。必要时再次拍摄 X 线片，避免髓腔穿孔等并发症的发生。

（六）揭尽髓顶

穿通髓腔后，采用合适的球钻紧贴髓顶牙本质，以提拉的方式沿牙体长轴方向钻磨揭顶，同时修整髓腔入口外形。如牙髓出血明显，影响视野清晰程度，则可用挖匙结合 0.5% ～ 5.25% 次氯酸钠（NaClO）溶液冲洗去除冠髓并止血后再继续操作。推荐使用安全车针或超声工作尖，在牙科显微镜下揭除髓室顶，这样可减少牙体组织不必要的切削。在揭除髓室顶的过程中，车针不要向髓室底方向加压。用探针检查髓角等部位的髓室顶是否完全揭除。可采用金刚砂涂覆的超声工作尖，将突入髓室和覆盖根管口的牙本质去除。

（七）修整开髓洞形

去除髓腔侧壁和根管口处阻挡器械进入根管的结构，使器械能够顺畅进入根管。前牙髓室舌侧和后牙髓室颈部的突出的牙本质领可能会遮挡根管口，妨碍根管口定位和器械进入，可在牙科显微镜下使用小号球钻、安全车针或超声工作尖去除。最后，修整开髓洞形，使洞壁光滑（图 3-1-3）。

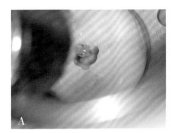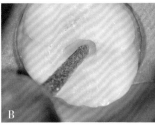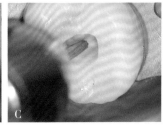

图3-1-3　揭全髓室顶，修整开髓洞形

A.使用小号球钻揭顶；B.使用安全车针磨除牙本质领；C.修整开髓洞形

（八）根管口的定位

根管遗漏会对根管治疗的效果造成不良影响，因此在牙科显微镜下寻找并确认根管口是非常重要的步骤（图3-1-4）。对于一些根管口定位困难的患牙，需要掌握根管分布的特点，判断根管口的位置。一般来说，髓室底颜色比髓室壁颜色更深，根管口常位于髓室底与髓室壁的交界处、牙根发育融合线延伸的末端。除上颌磨牙外，多根管牙的根管口呈对称分布，髓室底中心沿髓室底暗线近远中方向做一条直线，颊、舌侧根管口到这条直线的距离相等，且位于这条直线的垂线之上，多根管牙根管分布对称的特点有助于根管口定位。另外，对于一些特殊的根管，比如下颌前牙第二根管、上颌磨牙近颊腭侧根管（MB2）、下颌磨牙近中中央根管、下颌第二磨牙C形根管等，需要掌握它们分布的特点，便于探查和定位。

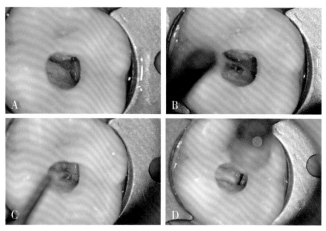

图3-1-4 定位根管口

A. 牙本质领遮挡MB2根管口；B. 使用超声工作尖去除MB2根管口处牙本质领；C. 用DG-16探针确定MB2根管口位置；D. 用8号K锉疏通MB2

以牙科显微镜下寻找上颌磨牙MB2为例，介绍根管口探查的方法。

（1）掌握髓腔解剖结构：MB2多位于近颊根管口的腭侧0.5～5.0mm范围内（图3-1-5），其根管常被牙本质突覆盖。当未探及MB2根管口时，首先应寻找其他3个根管，近颊根管口和腭侧根管口构成一条假想连线，从远颊根管口做这条连线的垂线，两条线的交点近中部位即为MB2根管口的位置。

（2）术前影像学分析：拍摄多角度根尖片或拍摄CBCT，牙根越扁，越可能有双根管；近颊根管越偏离近颊根的中心，越可能存在MB2（图3-1-6）。

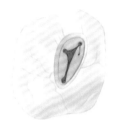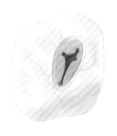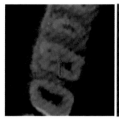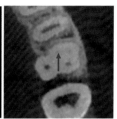

图3-1-5　上颌第一磨牙MB2常见根管口位置　　图3-1-6　CBCT示MB2的位置（红色箭头处）

（3）确保操作视野清晰：适当扩大、修整开髓洞形为斜四边形，去尽髓腔内容物，用NaClO溶液充分冲洗溶解牙髓组织。

（4）显微镜下观察：按照前述根管口定位的法则，干燥髓室，观察牙本质颜色和髓室底沟纹的走行，尤其是近颊根管周围类似峡部的沟纹；用亚甲蓝等染料涂抹患牙髓室壁，再用水冲洗去除染色剂，观察着色的根管口；或者将一滴NaClO溶液滴在可疑根管口处，在高倍镜下观察气泡初起的位置，寻找隐匿根管口。

（5）探查根管口：用根管口探针或C+锉探查，找到有夹持感或出血、探痛的位置，可能是MB2的位置。由于根管口上方存在牙本质阻挡，所以器械探查时需要偏向远中探入。

（6）选择性切削牙本质：在近颊根管口与腭根管口连线的近中位置寻找MB2，用小号金刚砂球钻或超声工作尖切削阻挡的牙本质和钙化物，暴露MB2根管口。

（7）疏通MB2：使用小号K锉疏通MB2。

（九）检查器械进入的直线通路及有无额外根管

在显微镜下，用根管口探针沿着髓室底沟裂探查有无额外根管。检查每处根管口的直线通路建立情况，可用显微根管锉或小号锉分别进入各根管口，如果锉能够无阻力地到达根管中下段或弯曲根管的第一个弯曲处，提示直线通路已建立。

（十）修整、光滑髓腔入口洞形

对髓腔入口洞形的外形线进行修整和光滑，光滑的边缘可以避免冠部渗漏的发生。

六、注意事项

1. 熟记各牙位髓腔解剖特点，钻针以正确的角度开髓，避免形成台阶或侧穿。

2. 避免开髓口过小造成髓室顶未揭全或遗漏根管；避免开髓口过大，切割过多的健康牙体组织。

3. 开髓后修整髓腔入口洞形的外形线，光滑的边缘可以避免冠部渗漏的发生。

七、实习评分

1. 评定操作过程中术者体位以及牙科显微镜调节是否正确。

2. 评定各类治疗器械使用的熟练程度。

3. 评定对根管口定位各种方法的掌握情况。

4. 评定开髓完成后髓腔入路的建立情况。

第二节 根管预备

一、课前导读

1. 根管预备的目的。

2. 根管预备的生物学原则。

二、学习内容

1. 根管预备常用器械的使用方法。

2. 根管预备的基本步骤及操作要点。

3. 牙科显微镜下预备下颌第二磨牙 C 形根管。

三、术前评估

拍摄 X 线片或 CBCT 明确根管解剖情况，结合其解剖特点，分析该牙的根管数目、形态、方向、长度等。

四、器械和药品

口腔综合治疗台，牙科显微镜，橡皮障系统，高速手机及车针，超声治疗仪及工作尖，显微口镜，Stropko 微冲洗器，0.5% ~ 5.25% NaClO 溶液，17% 乙二胺四乙酸（EDTA）溶液，显微根管锉，根管口探针，K 锉，机用镍钛根管预备系统（图 3-2-1），吸潮纸尖等。

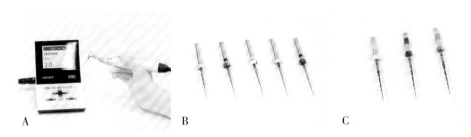

图3-2-1 机用镍钛根管预备系统
A.机用镍钛根管预备系统马达；B、C.机用镍钛器械

五、方法和步骤

（一）术区隔离与椅位调节

用橡皮障隔离患牙，调节椅位及牙科显微镜。

（二）根管疏通

在确定根管口位置后，初步判断根管的初始走行和方向。使用 8 号或 10 号 K 锉初步探查根管，K 锉进入根管之前，需要在尖端 2 ~ 3mm 处预弯，在根管内注满冲洗液的情况下，将 K 锉插入根管，以"捻"的动作逐步深入根管，并小幅提拉，最终抵达根尖部，建立顺畅的根管通路。在 K 锉深入根管的过程中，如果遇到阻力，不要强行深入，换用小一号器械并预弯尖端重新进入根管。操作过程中注意使用足量冲洗液及时冲洗根管。

（三）根管口预敞

用 8 号或 10 号 K 锉探查根管是否畅通，然后用机用镍钛开口锉、超声工作尖、

G钻等敞开根管口，使之成为漏斗状，以便根管预备过程中器械能够顺畅进入（图3-2-2和图3-2-3）。

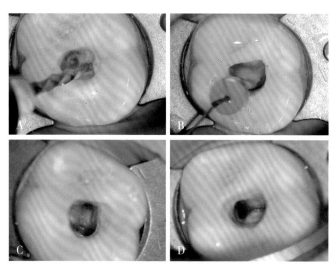

图3-2-2　根管口预敞

A.使用机用镍钛开口锉预敞根管口；B.根管冲洗；C.根管口预敞完成，颊侧根管口；D.腭侧根管口

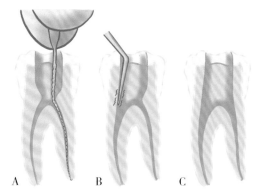

图3-2-3　根管口预敞示意

A.探查根管；B.使用超声工作尖去除牙本质领；

C.根管口预敞，建立至根管中下段的直线通路

（四）测量工作长度

在测量工作长度之前，确定已完成根管口预敞，使用根尖定位仪确定根管的工作长度（图 3-2-4A）。理想的根管预备止点应该是组织学根尖孔，距解剖学根尖孔约 0.5～1.0mm 处。如果根尖定位仪不能准确测量出工作长度，可插入诊断丝拍摄根尖片进一步确定。然后使用 K 锉逐号进入根管至工作长度，选择第一支能达到工作长度且锉尖在根尖处稍有摩擦感的 K 锉作为初尖锉。

（五）根管下段预备

在确定工作长度后，选择合适的机用或手用器械进行根管预备（图 3-2-4B）。根据具体的情况选择合适的器械进行根管中下段的预备。在使用器械之前，注意检查器械表面是否存在形变、缺损等，避免使用这类器械以防器械分离。另外，操作者需要熟知根管预备器械的使用顺序、操作手法及器械特点等。操作过程中注意保持根管湿润。根管锉应当按照顺序使用，不可跳号。注意顺应根管的走行进行预备，使用足量冲洗液进行根管冲洗。预备后的根管应维持根管原始的解剖形态均匀扩大，呈现连续的锥形。根管预备过程中应保持根尖止点的位置不变，避免破坏组织学根尖孔。对于复杂根管，如过度弯曲、多重弯曲、融合或分叉，可使用手用器械预备；或先用手用器械预备形成良好通道后，再用机用器械进一步成形。

（六）根管冲洗

由于根管解剖结构的复杂性，机械预备无法完全清理整个根管系统，细菌仍会残留在牙本质小管、根管壁、侧支根管、峡部、根尖分歧等部位，所以需要配合根管冲洗对根管系统进行清理和消毒。根管冲洗的主要目的是去除预备产生的牙本质碎屑，去除剩余牙髓组织，消灭病原微生物及维持根管内湿润。一般情况下，在进行根管冲洗时，冲洗针头应无阻力地放在距离根尖 2～3mm 的位置，以免冲洗针头卡紧而影响冲洗液和碎屑的排溢。避免对注射器过度加压，防止冲洗液溢出根尖孔（图 3-2-4C）。每更换一支锉，都应当进行足量冲洗。临床常用的根管冲洗液是 0.5%～5.25%NaClO 溶液、17%EDTA 溶液及氯己定（chlorhexidine，CHX）。

在显微根管治疗中，我们还可以利用超声荡洗达到更完善的根管冲洗和根管消毒（图 3-2-4D）。注意工作尖不能接触根管壁，工作尖尽量到达根尖。根管预备完成后，采用吸潮纸尖干燥根管，并在显微镜下检查根管预备情况（图 3-2-4E、F、G）。

（七）根管封药

对于感染根管来说，通过机械预备和根管冲洗，根管内仍存在难以清理的微生物及其代谢产物，需要通过根管封药来进一步控制。常用的根管消毒药物有氢氧化钙、三联抗生素糊剂、氯己定凝胶等，可以使用螺旋输送器、K 锉等将根管消毒药物输入根管，也可以将药物注射进入根管（图 3-2-4H）。

（八）窝洞暂封

根管消毒药物输入根管后，在髓室底放置小棉球，将暂封材料分次压入窝洞，至少要 3 ~ 4mm 厚度（图 3-2-4I）。

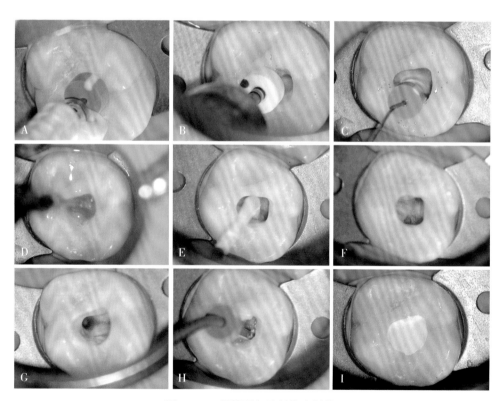

图3-2-4　根管预备及根管内封药

A. 根管工作长度测量；B. 根管预备；C. 根管冲洗；D. 超声荡洗；E. 根管干燥；F、G. 根管预备完成；H. 根管内封入氢氧化钙糊剂；I. 貉面暂封厚度至少3~4mm

（九）牙科显微镜下C形根管的预备

C形根管内存在高度变异的峡区、交通支，传统的治疗技术与器械不能彻底清理峡区内坏死组织、细菌及其代谢产物，常可导致治疗失败。同时，靠近纵沟的近中舌侧壁较薄，预备过程中容易造成切削过度甚至侧穿。

根据观察到的C形根管的形态，选择不同的疏通方法。下颌第二磨牙为C形根管的好发牙位（图3-2-5），牙科显微镜下可观察到典型的C形根管口及特征性的半岛状弧形髓室底。当只有一个弧形根管口时，可从近中舌侧开始沿弧形根管口由近中至远中探查并疏通根管，防止遗漏根管，疏通根管的数目应为2～4个，一般为3个。当半岛状弧形髓室底与颊侧或近中侧根管壁有带状牙本质连接时，会形成较短的弧形根管口，这类根管口下通常有1～2个根管，有时存在3个根管，应仔细探查，避免遗漏。在根管疏通时，应注意保持根管湿润，可采用手用器械或机用镍钛器械预备根管。需要注意的是，过大的器械直径并不能显著改善C形根管的清洁效果，并容易造成根管壁穿孔。具有C形根管的牙，解剖结构通常比较复杂，存在峡区、侧支根管、根尖分歧等，建议在根管预备过程中使用较高浓度的NaClO溶液和EDTA溶液交替冲洗根管，消毒并清理器械无法到达的区域。

具有C形根管解剖结构的牙齿治疗难度大，建议在所有的治疗阶段都使用牙科显微镜。

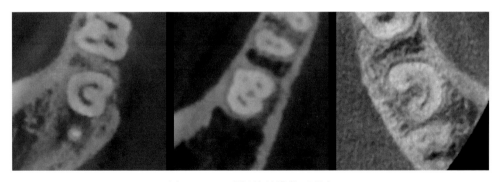

图3-2-5　C形根管的横截面形态

六、注意事项

1.钙化组织的清理应当从髓室底快速、逐层进行,使根管口适当敞开,并且要及时拍摄 X 线片,以防侧穿及髓室底穿孔等并发症。

2.注意保持根管湿润,根管锉不可跳号使用,使用时根管锉应适当预弯。

3.根尖区预备容易出现根尖孔移位、根尖区根管侧穿等并发症,所以需要用细小的根管锉探查根尖区解剖结构,保证根尖区通畅和形成锥形的根管形态,保持工作长度。对于复杂根管,可先利用手用器械预备。

七、实习评分

1.评定操作过程中术者体位以及牙科显微镜调节是否正确。

2.评定对根管预备技术的掌握情况。

3.评定对下颌第二磨牙 C 形根管预备技术的掌握情况。

第三节　根管充填

一、课前导读

1.根管充填的时机。

2.根管充填常用的材料。

3.根管充填的质量评价。

二、学习内容

1.牙科显微镜下垂直加压充填技术流程及技巧。

2.牙科显微镜下颌第二磨牙 C 形根管充填。

三、术前评估

当达到下列条件时,可进行根管充填。

1.根管已经过严格的根管消毒和预备,根管内感染物被彻底清理并完成机械预备。这是根管充填的基本条件。

2. 患牙无疼痛等不适。如果患牙有明显的叩痛或其他不适，提示炎症或感染仍然存在。

3. 暂封材料完整。暂封材料如果有缺损或脱落，说明根管已被污染，需要重新进行根管消毒。

4. 根管干燥，无渗出物，无异味。如果根管内仍然有渗出，说明根尖周组织存在急性炎症或有根尖囊肿；如果根管内有异味，说明根管处于比较严重的感染状态。

另外，窦道的存在不是根管充填的禁忌证。

四、器械和药品

（一）主要设备和仪器

口腔综合治疗台，牙科显微镜，橡皮障系统，高速手机及车针，超声治疗仪及工作尖，显微口镜，侧方加压器，热牙胶充填系统（图 3-3-1），垂直加压器（图 3-3-2），根管冲洗器。

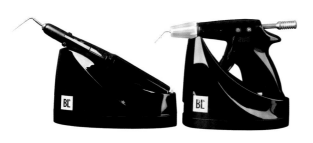
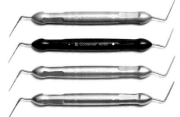

图3-3-1　热牙胶充填系统　　　　　　　图3-3-2　垂直加压器

（二）主要药品与材料

0.5% ～ 5.25%NaClO 溶液，生理盐水，酒精棉球，吸潮纸尖，根管封闭剂，牙胶尖。

五、方法和步骤

（一）术区隔离与椅位调节

用橡皮障隔离患牙，调节椅位和牙科显微镜。

（二）清理、干燥根管

去除患牙暂封及根管内封药（若为一次性根管治疗，则无须此步），确认根管已预备成形且根管内清洁，根尖区无渗出物。

（三）侧方加压充填技术

侧方加压充填技术操作简单，初学者易掌握，通过将与主尖锉大小一致的主牙胶尖放入根管内，用侧方加压器进行加压，然后放入副尖，如此反复，直到根管严密充填。但对于严重弯曲的根管、发生根管内吸收的根管、C形根管、形态变异不规则的根管等，侧方加压充填技术并不能实现严密充填。

（四）热牙胶充填技术

1. 选择主牙胶尖

根据预备后的根管形态，选择锥度与根管基本一致的非标准牙胶尖为主牙胶尖，其在根管内深度达距操作长度 0.5mm 处，显微镜下见根尖 1/3 区牙胶尖紧贴根管壁，回拉略有阻力。拍 X 线片确认主牙胶尖合适后（图 3-3-3 和图 3-3-4），用 2.5% ～ 5.25%NaClO 溶液消毒、干燥备用。

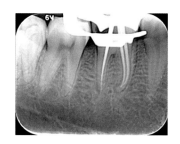

图3-3-3　试尖

2. 根管消毒与干燥

用 0.5% ～ 5.25%NaClO 溶液和生理盐水交替冲洗根管，进行根管消毒。使用吸潮纸尖干燥根管，显微镜下确认根管壁干燥。

3. 选择垂直加压器和携热器

至少需要 3 种直径的垂直加压器，要求能在根管内无妨碍地上下小幅运动，最小直径的垂直加压器能够达到距根尖 4 ～ 5mm 处。选择合适型号的携热器工作尖，确保携热器工作尖的尖端能到达距根尖 4 ～ 5mm 的位置，并使用橡皮停止标标记（图 3-3-4）。

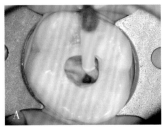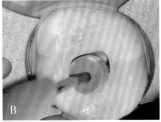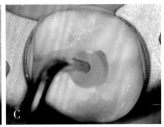

图3-3-4　试尖，并选择合适型号的携热器和垂直加压器
A.试尖；B.试携热器，选择合适的型号；C.试垂直加压器

4.放置主牙胶尖

主牙胶尖根方1/2蘸少许根管封闭剂缓慢插入根管。显微镜下确认主牙胶尖放置到位、根尖1/3区贴合根管壁，将根管封闭剂均匀涂布在根尖段根管壁（图3-3-5A、B）。

5.垂直加压充填

（1）根尖1/3的充填：

►垂直加压充填技术：用携热器去除根管口多余牙胶后，断面下方3～5mm牙胶会被软化，使用大号垂直加压器向根尖方向加压，使加热后的牙胶进入颈1/3的侧支根管，再用携热器去除上端约3mm牙胶，使用中号和小号垂直加压器向根尖方向加压，反复操作至距根尖3～4mm处被牙胶均匀、致密地充填。显微镜下观察确认根尖区牙胶与根管壁严密贴合。

►热牙胶连续波充填技术：在主牙胶尖放置到位后，将携热器工作尖插入牙胶内，在加热软化牙胶的同时快速向根方移动，至距根尖5mm处停止加热，加热过程持续时间不超过4秒，以防止高温损伤牙周组织。停止加热后，携热器工作尖保持向根尖方向加压10秒，开启携热器1秒，然后迅速退出携热器工作尖，并带出烫断的根管中上段牙胶。使用垂直加压器将根管中下段牙胶压实（图3-3-5C～F）。

（2）根管冠方2/3的回填：用高温热塑牙胶注射法进行根管冠2/3的回填。将注射头深入根管并与牙胶断面接触，使断面牙胶受热软化，将处于流动状态的牙胶注入根管，随着根管内注入牙胶，注射头会被牙胶推挤向冠方移动，注射头每次回填约 3mm，使用垂直加压器将回填的牙胶压实。回填时注意在显微镜下观察，确保充填致密（图 3-3-5G～I）。

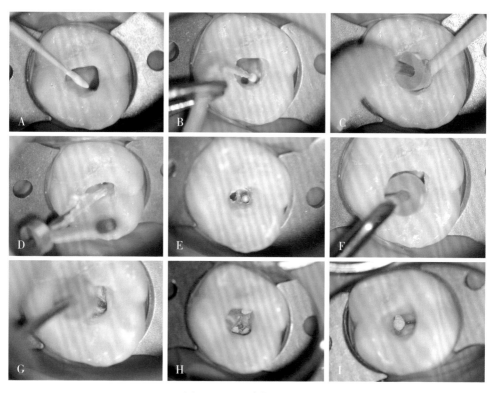

图3-3-5　垂直加压充填

A. 牙胶尖端蘸取少量根管封闭剂；B. 将蘸取根管封闭剂的牙胶放入根管内，使根管封闭剂均匀分布在根管壁；C. 携热器加热插入根管，在加热软化牙胶的同时快速向根方移动，至距根尖5mm处停止加热，这一过程不超过4秒；D. 将烫断的牙胶随携热器一起带出根管；E. 烫断后的牙胶断面；F. 使用垂直加压器将根尖区牙胶压实；G. 分次回填根管中上段；H、I. 根管充填完成

（五）髓室充填

用酒精棉球清洁髓室，去除多余根管封闭剂和牙胶。拍摄 X 线片确认根管充填严密、到位。患牙可根据具体治疗计划行临时充填或永久充填，对于缺损较大等原因需行冠部修复的患牙，可在根管治疗完善后观察 1～2 周，无不适症状后再行冠部修复。

（六）C形根管的充填

C形根管解剖形态复杂、不规则，主要表现为一个连接两个或两个以上的根管口的峡区。多根管之间存在的不规则峡区及大量管间交通导致根管充填难度增加。若采用冷牙胶侧方加压充填法，充填物不易进入细窄间隙，无法达到严密充填的效果。热牙胶因具有较好的流动性，易于进入峡区，可严密充填根管（图3-3-6）。所以C形根管应使用热牙胶垂直加压充填法进行根管充填。

在显微镜良好的照明和放大条件下，C形根管峡区显示清晰，通过镜下垂直

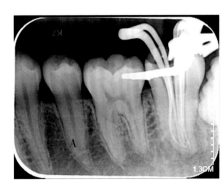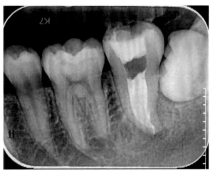

图3-3-6　C形根管热牙胶充填
A.试尖X线片；B.根管充填X线片

加压充填可观察充填过程中牙胶与根管壁间的密合程度，以及牙胶是否充分进入根管峡区和不规则区。

六、注意事项

1. 垂直加压器的选择要求既能在根管内无防碍地上下小幅移动，又不会接触根管壁。携热器工作尖深入根管里的长度应离根尖4 ～ 5mm。

2. 在进行垂直加压时，应注意不要长时间加热携热器工作尖，以防损伤牙周膜。

3. 向根管内注射热牙胶时应分次进行，每次注入 3mm 后用垂直加压器加压。

七、实习评分

1. 评定操作过程中术者体位以及牙科显微镜调节是否正确。

2. 评定根管充填器械使用的熟练程度。

3. 评定对牙胶尖、垂直加压器选择标准的掌握情况。

4. 评定治疗完成后根管充填是否符合标准。

第四章　显微根管再治疗

第一节　根管充填物的清理

一、课前导读

1. 根管再治疗的适应证。
2. 根管再治疗的术前评估。
3. 常见根管内充填物的类型及特点。

二、学习内容

1. 根管内牙胶及根管封闭剂的清理方法。
2. 根管内塑化物的去除方法。

三、术前评估

拍摄 X 线片或 CBCT 明确是否存在遗漏根管的情况和了解根管解剖情况，了解根管内充填物类型、充填的质量等，查看是否存在器械分离、髓腔穿孔及根管内台阶。

四、器械和材料

牙科显微镜，口腔综合治疗台，高速手机，慢速手机，橡皮障系统，显微口镜，根管口探针，显微根管锉，携热器，G 钻，根管再治疗锉，机用镍钛根管预备系统，超声治疗仪及工作尖，K 锉，H 锉，根管冲洗器，吸潮纸尖，四氯乙烯，二甲基甲酰胺。

五、方法和步骤

（一）去除根管内牙胶

1. 术区隔离与消毒

去除患牙冠部的旧充填体，去净龋损，制作假壁，使用橡皮障隔离术区，并对隔离区进行消毒。

2. 调节椅位和牙科显微镜

调节医师和患者的椅位，调节显微镜使视野清晰，易于观察和操作。

3. 建立根管入口

仔细去净髓室内充填材料，定位根管口位置。在牙科显微镜下，使用根管口探针探查根管口，进一步明确根管内充填物的类型，是否含有固体载核，了解牙胶充填的致密度等。操作过程中避免切削过多的牙体组织，避免破坏髓室底。

4. 粗大根管内牙胶的去除

对于粗大的根管或充填欠致密的根管，可以采用以下步骤去除牙胶。

（1）使用 5 号或 6 号 G 钻沿着根管的腭侧或舌侧进入，对根管冠方 5mm 进行扩大，建立直线通路，这个过程也可去除冠方的部分牙胶。

（2）使用大号的 H 锉或 K 锉，沿根管壁与牙胶的空隙深入，顺时针旋转，使锉与牙胶嵌合，然后提拉取出牙胶。如果牙胶没有被取出，则换用大一号的锉再次深入根管，重复上述步骤，尝试整根取出牙胶。

（3）如果采用以上方法无法去除牙胶，则使用机用镍钛器械去除牙胶，选择合适型号的再治疗锉，按照使用手册推荐的速度和扭矩，逐步深入去除牙胶。

5. 细小根管内牙胶的去除

对于较细的根管，使用手用锉无法有效去除根管内全部的牙胶，小号手用锉在嵌入牙胶旋转或提拉过程中存在折断的风险。因此，在去除根管内牙胶时，需要根据具体的情况，选择适合的方法去除根管中上段和根尖段牙胶。

（1）根管中上段：根管中上段牙胶可在牙科显微镜低放大倍数下使用携热器、机用镍钛器械、G 钻或超声工作尖去除。

▶携热器：用加热的携热器穿透并软化牙胶，停止加热待牙胶冷却，在退出携热器的同时可将黏附于携热器工作尖上的牙胶取出（图4-1-1）。重复上述步骤，携热器逐步深入根管，可去除根管中上段牙胶，但应注意避免携热器加热时间过长而对牙周膜造成损伤。该方法不适合用于去除固体载核类充填材料。

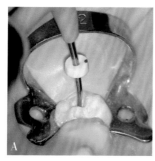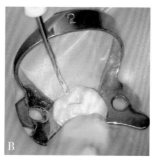

图4-1-1　使用携热器去除根管中上段牙胶
A.加热的携热器工作尖穿透并软化牙胶；B.软化的牙胶附着在携热器工作尖上

►机用镍钛器械：利用机用镍钛器械去除根管内牙胶，可以提高治疗的效率。以 ProTaper Universal 根管再治疗锉为例（图 4-1-2），D1 具备有切削力的尖端，便于穿透根管充填材料，适用于去除大部分患牙的根管中上段牙胶（图 4-1-3）；D2 和 D3 具有改良的尖端，不具有切削力。使用时，参数设置为转速 500～700r/min，扭矩为 3N·cm。

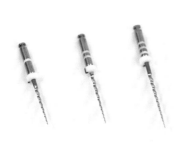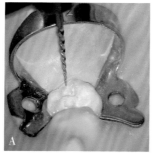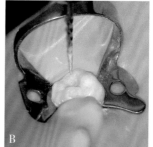

图4-1-2　根管再治疗锉　　　图4-1-3　用机用镍钛器械去除根管内牙胶
A.用于去除根管内牙胶的机用镍钛器械；B.牙胶附着在机用镍钛器械上

►G钻：如果初次治疗未建立良好的直线通路，则可选用G钻去除牙本质领及根管上段牙胶，敞开根管冠部，建立直线通路（图4-1-4）。操作过程中采用根向预备技术，可依次使用4号、3号、2号G钻，逐步深入去除根管中上段的牙胶。在使用G钻去除根管冠方牙胶时，应注意避免对冠方牙本质造成不必要的切割，同时谨慎用于根管冠1/3解剖严重偏离的患牙及弯曲根管。

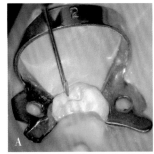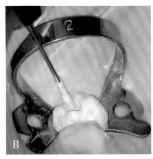

图4-1-4　使用G钻去除根管冠方牙胶

A.G钻用于去除根管内牙胶；B.牙胶附着在G钻上

►超声法：使用合适的超声工作尖可以软化陈旧的或较硬的牙胶充填物。具体操作方法如下：在牙科显微镜低放大倍数下，将超声工作尖放置在根管口的牙胶处，超声设备调至中等至大功率，配合大量冲洗液，可以将牙胶软化并从根管内去除（图4-1-5）。操作过程中需要注意控制方向和深度，避免对牙体组织造成不必要的切削。对于有全瓷或烤瓷冠的患牙，超声的使用可能会造成开髓洞缘处崩瓷，应当慎重。

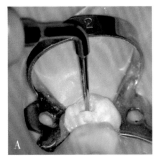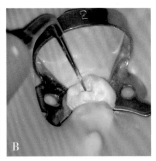

图4-1-5　超声法去除牙胶

A.超声工作尖放置在根管口的牙胶处；B.牙胶软化并从根管内去除

（2）根尖1/3

►机用镍钛器械：选择合适型号的机用镍钛器械，在估计的工作长度内采用提拉技术逐步深入根管，操作中配合足量冲洗液，并及时清除锉针凹槽内的牙胶碎屑。使用机用镍钛器械去除根管内充填物，是利用机械方式切断牙胶和根管封闭剂，同时摩擦产热使充填物软化利于去除，其目的并不是对根管进行再次预备，因此根管锉的锥度和尖端直径应小于根管的尺寸，避免根管锉嵌入管壁或造成器械分离。

　　►化学溶剂法：对存在根管内阻塞物无法疏通的区域，可以使用化学溶剂法。另外，如果机用或手用器械在牙胶中发生分离，也需要采用这种方法。具体操作方法如下：将溶剂（如四氯乙烯）注入髓室，等待 1 ～ 2 分钟，待牙胶溶解软化，使用 10 号或 15 号 K 锉疏通根管，并对根管进行重新预备和清理（图 4-1-6）。

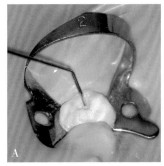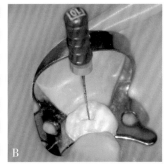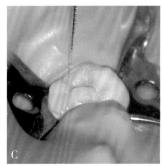

图4-1-6　溶剂配合手用锉清除根尖段牙胶
A. 将溶剂注入髓室；B. 牙胶软化后使用10号或15号K锉疏通根管；C. 溶解软化的牙胶附着在K锉上并从根管内去除

　　使用溶剂后，彻底清除根管内牙胶会变得比较困难，软化的牙胶会残留在根管的不规则区域。溶解的牙胶还会进入牙本质小管，影响根管消毒药物的渗透。因此，在使用溶剂之前，应尽量去除根管内大部分的牙胶。

　　6. 去除超填部分牙胶

　　如果牙胶超出根尖孔，超填部分可尝试采用 H 锉去除。具体方法如下：使用合适型号的新的 H 锉插入超出根尖孔的牙胶碎片中，顺时针方向轻柔旋转，至超出根尖缩窄 0.5 ～ 1.0mm 深度，使锉嵌入超出根尖孔的牙胶内，缓慢退出，使嵌入 H 锉的超填牙胶被去除（图 4-1-7）。如果采用上述方法无法将超出根尖孔的牙胶取出，必要时需要借助显微根尖手术。对超出根尖孔的牙胶切忌使用化学溶剂软化。

7. 测量工作长度

在根管内大部分根充材料去除后，可使用清洁的锉测量根管工作长度。

8. 去除根管内残余的牙胶

在牙科显微镜下检查根管内牙胶去除情况，若管壁及不规则区域仍有牙胶残留，则可使用显微根管锉或小号手用锉去除，或将溶剂注满根管，使用吸潮纸尖干燥，重复数次，直至根管内残余牙胶清除干净。最后，使用超声治疗仪配合大量冲洗液低功率震动，清除根管内残余的牙胶及根管封闭，获得更佳的根管清理效果。

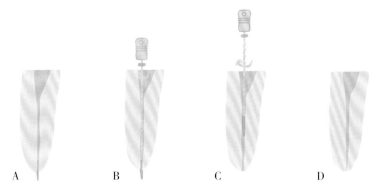

图4-1-7　超充部分牙胶的去除

A. 牙胶部分超出根尖孔；B. 使用新的H锉插入超出根尖孔的牙胶中，顺时针方向旋转，使锉针嵌入牙胶中；C. 缓慢退出H锉，超出根尖孔的牙胶被带出；D. 根管内牙胶被清除

（二）清除根管内塑化物

牙髓塑化治疗曾在我国广泛开展，但其远期疗效欠佳，现已不再使用。牙髓塑化治疗是将甲醛、间苯二酚和氢氧化钠按照一定比例混合后，在常温下缩合形成酚醛树脂，酚醛树脂渗透至根管壁的牙本质小管和根管系统内残存的病变牙髓组织及感染物中，作为永久根充材料充填根管。临床上有患者因塑化治疗失败等而进行根管再治疗，对此需要先将根管内的酚醛树脂去除，具体操作步骤如下。

1. 术区隔离与消毒

去除患牙冠部的旧充填体，去净龋损，制作假壁，使用橡皮障隔离术区，并对隔离区消毒。

2. 调节椅位及显微镜

调节医师和患者椅位，调节显微镜使视野清晰，易于观察。

3. 建立根管入口

仔细去净髓室内充填材料，操作过程中避免切削过多的牙体组织，避免破坏髓室底。在牙科显微镜低放大倍数下，可见根管内容物呈红褐色，这是塑化物特有的颜色。

4. 去除根管上 1/3 的塑化物

使用根管口探针探查根管内塑化物的质地，如果充填较致密而无法疏通，则可在牙科显微镜低放大倍率下使用超声工作尖去除根管上 1/3 内的塑化物。在超声工作尖使用过程中，需要注意工作尖

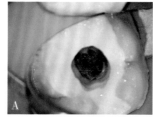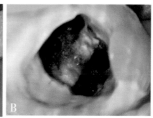

图4-1-8　根管中上段塑化物的去除

A. 去除𬌗面部分充填物后，见髓室及根管口红褐色充填物；B. 去除根管中上段塑化物后

深入的方向与原根管的方向一致，且不应深入至根管中 1/3（图 4-1-8）。

5. 去除根管中 1/3 的塑化物

在到达根管中 1/3 后，使用小号 K 锉沿着根管走向逐渐去除根管内的塑化物。如果塑化物比较致密而无法疏通，可沿塑化物与根管壁之间寻找缝隙，也许能够疏通。C+ 锉和 C 锉联合使用可以有效去除塑化物。C+ 锉较硬，能够很好地穿透封闭材料；C 锉柔韧性好，能够顺应根管的方向。疏通根管时，如果尖端有黏滞感，通常提示锉的方向正确，操作时应注意避免造成根管偏移。

如果手用锉无法穿过塑化物，不要强行疏通，可以将化学溶剂（如二甲基甲酰胺）注入髓室溶解和软化根管内塑化物，然后再使用小号手用锉逐步深入根管，去除软化的塑化物，疏通根管中上段。

6. 疏通根尖 1/3

如果根管中上段形成顺畅的通路，根尖部的疏通会相对简单。在根尖 1/3 预

备时，需要注意使用预弯的小号器械，使用"捻"的动作来疏通根管，避免造成台阶。在操作过程中注意使用足量冲洗液，及时清除根管内的碎屑。在根尖 1/3 疏通完成后，测量根管工作长度并进行根管预备。

六、注意事项

1. 在使用手用器械或机用镍钛器械去除根管内牙胶时，注意避免将充填物向根方推挤。

2. 应尽量减少溶剂的使用。因为各类溶剂几乎都具有不同程度的毒性；并且溶剂溶解后的牙胶材料会贴附于根管内壁，形成难以去除的涂层。

3. 在弯曲根管内操作时应谨慎，避免出现台阶、根尖偏移及侧穿。

七、实习评分

1. 评定操作过程中术者体位及牙科显微镜调节是否正确。

2. 评定各类治疗器械使用的熟练程度。

3. 评定对去除牙胶的各种方法的掌握情况。

4. 评定治疗完成后根管内牙胶的残余情况。

5. 评定对根管内塑化物去除方法的掌握情况。

第二节　细小钙化根管的疏通及根管内台阶的处理

一、课前导读

1. 细小钙化根管的病因和诊断。

2. 根管台阶出现的原因及预防。

二、学习内容

1. 细小钙化根管的疏通技术。

2. 根管台阶的处理方法。

三、术前评估

1. 对于细小钙化根管，可通过拍摄 X 线片或 CBCT 明确根管狭窄或钙化的位置、长度。显微超声技术更适用于根管上段钙化且根管中下段有根管影像的患牙（图 4-2-1）。钙化越靠近根尖，治疗越困难。如果根管存在大范围钙化或阻塞，且存在根尖周病变，则需考虑根尖手术。对于根管完全钙化及根管下段钙化无症状的患牙，无须强行疏通，定期追踪观察即可。

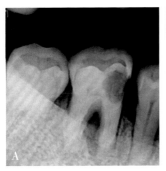
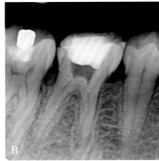
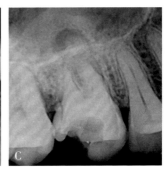

图4-2-1 细小钙化根管的X线片

A.右下后牙根管细小，牙根中下段根管影像不清晰；B.右下后牙根管口附近根管钙化，根管中段可见根管影像；C.右上后牙髓室及根管影像不清

2. 对于有台阶形成的患牙，将根管锉插至台阶形成的位置，拍摄 X 线片，估测台阶的位置和距根管口的距离。接近根尖区的台阶较难去除，发生侧穿的风险也较高。如果台阶较大，根管预备器械难以绕过，则去除难度增大。

四、器械和材料

牙科显微镜，口腔综合治疗台，超声治疗仪及工作尖（图 4-2-2），G 钻，机用镍钛根管预备系统，显微根管锉，K 锉，C+ 锉，显微口镜，根管口探针，0.5% ～ 5.25% NaClO 溶液，根管润滑剂。

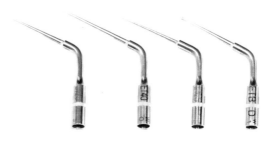

图4-2-2 各类超声工作尖

五、方法和步骤

（一）细小根管疏通

1. 术区隔离与消毒

使用橡皮障隔离术区，并对隔离区消毒。

2. 调节椅位及显微镜

调节医师和患者椅位，调节显微镜使视野清晰，易于观察和操作。

3. 定位根管口

充分暴露髓腔，定位根管口位置，必要时需采用超声工作尖去除覆盖在根管口附近的牙本质。

4. 建立冠方直线通路

使用预弯过的 10 号或更小的手用锉探查根管（图4-2-3），如遇阻力无法深入，不要强行通过，以免造成根管台阶、器械分离等并发症。使用机用镍钛开口锉（如 Protaper SX）或者 G 钻进行根管上 1/3 段的预敞，建立冠方直线通路，减小器械进入根管内的阻力，同时有利于冲洗液进入根管中下段，增加化学预备的效果。

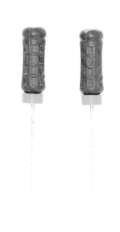

图4-2-3　小号手用锉预弯

5. 根管疏通

使用预弯过的小号手用锉配合 EDTA 凝胶预备根管，多数能够顺利疏通并到达根管工作长度。EDTA 可溶解钙化组织，有利于细小钙化根管的预备。根管预备过程中注意使用足量冲洗液去除碎屑，以免根管阻塞。

（二）钙化根管疏通

1. 定位钙化

能够准确定位钙化区域，对于疏通钙化根管非常重要，常用的定位钙化的方法有以下几种。

（1）影像学：CBCT 可从三维方向观察根管的解剖结构、走向及钙化情况。

（2）牙科显微镜：在牙科显微镜清晰的视野下，正常牙本质呈淡黄色，牙髓钙化物可表现为不透明的白色，也可呈褐色或深灰色。牙科显微镜下观察根管口之间的点隙沟裂可帮助定位髓腔高度钙化的后牙根管。多根管牙沿着髓室底发育沟的方向，可在深色牙本质末端或拐角处发现根管口。

（3）外源性光线透照：利用外源性光线对牙齿进行透照有助于定位钙化区域。

（4）染色剂：如亚甲蓝、龋染色剂和眼科染色剂，可使营养不良性钙化中有活力或坏死的牙髓组织着色，有助于定位钙化根管。

2. 髓腔内钙化物清除技术

（1）髓室及根管口的钙化：在牙科显微镜的放大下，通过仔细观察，辨别髓室内钙化物与牙本质的区别，结合 CBCT 确定钙化的位置和厚度（图4-2-4），使用超声工作尖去除髓室内的钙化物。仔细清理髓室底，定位钙化根管的位置。该过程建议在低放大倍率下操作，保持髓腔内干燥，可使操作视野更佳。间断喷水冷却可去除碎屑，而且湿润状态的髓室底呈现不同的颜色特征。干湿交替，有助于观察原发性牙本质与继发性牙本质颜色的区别。

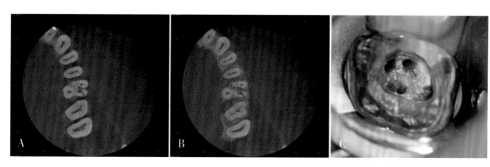

图4-2-4　CBCT确定钙化的位置和厚度

A. 左上第一磨牙MB2根管口附近钙化；B. 拍摄CBCT确定MB2的位置和钙化的厚度；C. 使用超声去除覆盖在MB2根管口附近的钙化物，探及MB2并预备

使用 DG-16 探针探查根管口，有时根管口看起来不明显，而探查时根管口质地是软的，所以使用探针探查根管口的位置是很重要的。如果根管口覆盖了钙化物，则可以通过前面提到的定位钙化的方法，定位根管口的位置，使用圆头超声工作尖仔细去除根管口附近的钙化牙本质，可见根管口。注意区别牙本质碎屑堆积出现的白色斑点与钙化物。

（2）根管系统上 2/3 钙化：当根管口的位置已经确定，而根管中上段仍存在钙化时，将牙科显微镜调至中等放大倍数，仔细观察髓腔及根管口，尝试分辨钙化物与牙本质的区别，并使用 DG-16 探针进行探查。如果探针插入根管内时有黏滞感，提示根管内钙化物间可能存在细小的空隙，可使用超声工作尖扩大根管口，并小心去除根管内部分钙化物。在使用超声清除根管内钙化物时，需要注意沿着正确的方向去除钙化物，并结合 X 线片与 CBCT 及时调整疏通的方向，避免偏离根管长轴。

在找到进入根管的位点后，可以使用 8 号 K 锉或 6 号 C+ 锉进行钙化根管的初步疏通，使用前应当对锉的尖端进行预弯，并用橡皮停止标标记弯曲方向。根管锉以 90° 左右的往复运动方式逐步深入根管，疏通过程中保持根管内充满 NaClO 溶液，以免碎屑阻塞根管。同时，在根管疏通过程中使用足量的冲洗液，有助于碎屑的排溢。另外，在钙化根管疏通过程中，应经常检查器械尖端是否发生缺损或形变，并及时更换器械。

（3）根尖 1/3 部分钙化：如果根管系统上 2/3 通畅或者根管中上段的钙化物已被清除，在疏通根尖 1/3 的钙化前，应先使用镍钛器械进行根管中上段的预备，建立顺畅通路，以便疏通根尖区域。根尖段同样使用预弯的 8 号 K 锉进行疏通，可配合使用根管润滑剂，操作手法与根管中上段疏通手法一致。在疏通过程中，不要急于到达根管全长，而是以 1 ~ 2mm 的范围逐步清理和疏通根管，并注意使用足量的冲洗液冲洗根管。在出现根管缩窄或锉无法深入时，立即换用 6 号 K 锉或 C+ 锉。根尖区的解剖结构比较复杂，在疏通过程中应当十分小心，以免出现台阶、穿孔或者根尖堵塞。

（三）根管台阶的处理

1. 定位台阶的位置和通过台阶的路径

通过 X 线片或 CBCT 观察根管弯曲情况，使用小号手用锉插至根管台阶处，定位台阶的位置和通过台阶的路径。

2. 根管冠部预敞

可在牙科显微镜下清理和探查台阶上段，使用镍钛器械、G 钻或超声工作尖敞开根管口，建立直线通路。

3. 消除台阶

（1）手用器械法：小号 K 锉（8 号或 10 号）在锉尖端 2～3mm 处预弯（图4-2-3），使用橡皮停止标标记预弯方向及参照点与台阶处的距离。将 K 锉深入根管小幅度转动并配合"啄"的手法，有助于引导 K 锉进入原根管通路。如果无法绕过台阶进入根管，应将手用锉轻轻旋出根管，将预弯的尖端朝向不同的方向再次深入根管，探寻原根管走向。或将预弯的锉尖沿根管弯曲的内侧壁探查，当锉在根管内探寻时有黏滞感时，提示进入根管，此时不应取出锉，应当上下短距离提拉锉除台阶（图4-2-5），直到感觉锉能够较顺畅地进入原根管通路，再依顺序使用大号器械预备根管，操作过程中注意预弯器械，并使用根管润滑剂和足量冲洗液。

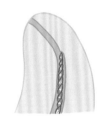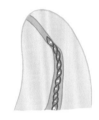

图4-2-5　K锉消除根管内台阶示意

如果预弯的小号手用锉无法绕过台阶进入根管，则可以尝试先将根管冠方朝与根管弯曲相反的方向敞开（图4-2-6），从而建立一个更宽敞的直线通路，便于预弯的 10 号 K 锉绕过台阶。

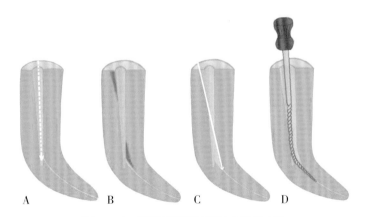

A　　　　　　　B　　　　　　　C　　　　　　　D

图4-2-6　使用手用器械绕过台阶的方法

A. 台阶出现在根管弯曲的起始处；B. 根管口朝与根管弯曲相反的方向敞开，原根管通路入口敞开，即去除红色区域的牙体组织；C. 通过敞开根管口和扩大根管原通路入口冠方少量牙体组织，获得便于器械进入的通路；D. 小号器械通过台阶进入根尖段

在牙科显微镜下操作时，使用显微根管锉可以定位原根管位置并通过台阶，显微根管锉总长仅 16mm，有良好的触感且更易于控制。另外，还可使用特殊设计的显微根管探针探查原根管，这种探针的尖端可以预弯，并涂覆金刚砂，可以扩大原根管通路并锉除台阶。

（2）超声法：如果在牙科显微镜下能够看到台阶的位置，则在小号手用器械绕过台阶后，可以使用超声工作尖消除台阶，扩大原根管通路。选择小号超声工作尖，预弯其尖端，放置在原根管通路开口处，低功率震荡数秒，根管通路开口即可扩大。当原根管通路被扩大到一定程度，手用器械能够顺畅地通过超声建立的通路时，说明台阶被消除。

（3）机用镍钛器械法：可以使用预弯的 PathFiles 通过台阶。首先将 13 号的 PathFiles 尖端 2～3mm 预弯 30°～45°，然后用 100r/min 或更低的速度旋转进入根管并向根方移动。如果遇到台阶，退回 1mm 并立即再次进入根管。这种方法可以使预弯的器械在根管内调整角度直到进入原根管通路。在器械进入原根管通路后，需要重复上述操作 1～2 次。然后，依次使用 16 号和 19 号的 PathFiles 扩大原根管通路并消除台阶。

六、注意事项

1. 在疏通钙化根管时，可能因超声器械方向难以掌控而导致根管侧穿，有时强行疏通的风险大于维持现状，为保持牙体结构的完整性，懂得何时放弃疏通非常重要。

2. 在疏通钙化根管过程中使用根管锉拍摄 X 线片定位疏通的位置时，由于 X 线片仅能反映二维影像，所以当切削方向向颊侧或舌侧偏移时，不易诊断。

3. 显微超声技术适用于根管较直部分，若用于根管下段及弯曲部位，会发生侧穿等并发症。

七、实习评分

1. 评定操作过程中术者体位及牙科显微镜调节是否正确。

2. 评定对钙化区域定位方法和钙化根管疏通方法的掌握情况。

3. 评定对根管台阶去除方法的掌握情况。

4. 评定治疗过程中是否注意保护牙体硬组织，避免不必要的切削。

5. 评定根管的疏通情况，是否出现并发症。

第三节　根管内分离器械的取出

一、课前导读

1. 根管内器械分离的发生原因。

2. 器械分离的预防方法。

二、学习内容

1. 影响根管内分离器械取出的因素。

2. 根管内分离器械取出的临床技术。

三、术前评估

拍摄患牙 X 线片，必要时拍摄 CBCT，了解器械分离的位置、长度、根管壁厚度等，评估分离器械取出的难度及风险，取得患者知情同意。根据治疗记录确定分离器械的类型，确认器械分离时根管的预备程度。

影响根管内分离器械取出的因素有以下几个方面。

（一）牙本质厚度评估

取出分离器械将损失部分牙本质，牙本质的损失量过多会导致根管穿孔、牙根折断等并发症。分离器械取出后，根管壁残余的牙本质厚度是影响牙根抗折力的重要因素。如果牙本质厚度过低，不应贸然取出。

（二）分离器械在根管内的位置

分离器械在根管内的位置是影响治疗成功率和操作时间的关键因素。器械分离的部位与其在牙科显微镜下的可视度密切相关。一般情况下，如果分离器械上1/3 能充分暴露，即可取出（图 4-3-1）。位于直根管近根管口的分离器械容易取出。位于根管弯曲部的分离器械，如果能安全建立冠方直线通路，仍可能将其取出。如果分离器械位于弯曲根管的根尖部，难以建立安全的直线通路，则风险较大，通常不太可能将其取出。

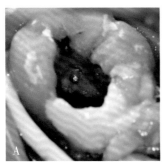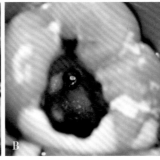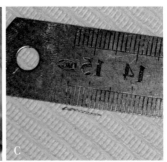

图4-3-1　近根管口的器械分离

A.分离器械位于根管口；B.游离分离器械冠方2～3mm；C.取出的分离器械

（三）根管的感染状态

如果器械分离发生在感染根管预备初期，妨碍根管清理，最好取出分离器械。如果器械分离发生于根管完全清理后且位置接近根尖，则可考虑将分离器械留在根管内。

（四）分离器械的类型

与手用不锈钢的分离器械相比，机用镍钛器械取出的难度更大，这与机用镍钛器械锥度大、与管壁接触面积大且紧嵌于根管壁等因素有关。

四、器械和材料

牙科显微镜，口腔综合治疗台，橡皮障系统，超声治疗仪及工作尖，G钻，低速手机，环钻，套管，小棉球。

五、方法和步骤

1.使用橡皮障隔离术区，并对隔离区消毒。

2.调节患者、医师椅位，调节显微镜使视野清晰，易于观察和操作。

3.建立到达分离器械断端的直线通路。在牙科显微镜低放大倍数下，使用 G 钻或超声工作尖建立从根管口到分离器械断端的直线通路。

4.暴露分离器械断端，建立台阶状平台。选择合适型号的 G 钻，要求 G 钻的最大横截面直径略大于分离器械冠方的直径。在 G 钻直径最大处，垂直于其长轴切割，制成改良 G 钻。以约 300r/min 的速率低速旋转，进入根管直至轻微接触到分离器械的冠方部分，建立台阶状平台，平台最好能保持在中心以便更好地看见分离器械和周围的牙本质壁。

5.使用合适的方法，取出根管内的分离器械。

（1）显微超声技术

若能安全地建立到达分离器械上端的直线通路，多数分离器械可以被取出。目前，显微超声技术是较安全可靠的分离器械取出方法。

操作前先用小棉球堵住其他根管口，以防取出的分离器械弹入其他根管。选择合适的超声工作尖，在低功率下沿与分离器械螺纹相反的方向环锯分离器械周围的牙本质，至分离器械上部 2～3mm 或器械全长的 1/3 游离。使分离器械随超声振动缓缓松解、旋转，直至分离器械"跳出"根管口。如果分离器械已松动但仍滞留于根管内，则可采用超声锉配合大量冲洗液将器械从根管内松解取出（图4-3-2）。

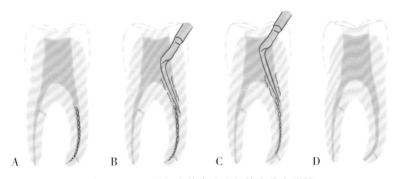

图4-3-2　显微超声技术取出根管内分离器械

A.确定根管内分离器械的位置、长度和型号，建立从根管口到分离器械断端的直线通路；B.使用超声工作尖在低功率下逐步去除分离器械周围的牙本质；C.分离器械随超声震动松解；D.将分离器械从根管内去除，使根管恢复通畅在操作过程中，超声工作尖应避免在同一位置切割时间过长或直接接触镍钛器械，防止因温度过高而造成镍钛器械二次分离。

如果使用显微超声技术无法松动并取出分离器械，则应使用专用工具将分离器械抓取出来，比如环钻或者套管。

（2）夹持技术

夹持技术是指首先使用一系列的环钻或超声工作尖暴露分离器械的冠方部分，然后使用套管等器械夹持分离器械的冠方，并将其移出根管（图4-3-3）。

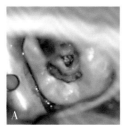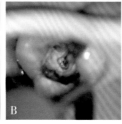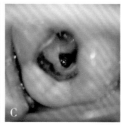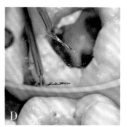

图4-3-3　用套管技术取出根管内分离器械
A. 根管内的分离器械；B. 使用超声工作尖去除分离器械周围牙本质；C. 游离分离器械上部2～3mm；D. 使用套管取出根管内的分离器械

环钻的操作方法如下：在到达分离器械断端的直线通路与平台创建完成的基础上，根据分离器械断端直径，选择合适型号的环钻，环钻内径稍大于分离器械断端直径即可。使环钻包绕分离器械，沿着分离器械长轴逐步向下，去除其周围的牙本质，退出环钻，可暴露分离器械冠方部分。有时，分离器械会被牙本质碎屑固定在环钻内从而被取出。

在分离器械冠方暴露后，可采用显微套管技术将分离器械夹取出来。显微套管技术的基本原理是将分离器械引导进入套管后，通过锁扣作用或粘接作用将分离器械取出。

以锁扣作用取出分离器械为例，基本的操作方法如下：套管进入根管并与分离器械断端嵌合，把内芯插入套管内直至接触分离器械，旋转内芯使之楔入分离器械断端，形成套管、内芯及分离器械间的机械锁扣，沿分离器械螺纹的反方向旋转，可取出分离器械（图 4-3-4）。套管的内芯可为 H 锉，分离器械提取套装中有特制的内芯。

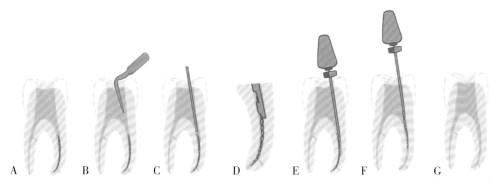

图4-3-4　套管技术

A. 确定根管内分离器械的位置、长度和型号，建立从根管口到分离器械断端的直线通路；B. 使用超声工作尖游离分离器械上部2～3mm，分离器械无法通过超声法取出；C. 选择合适型号的套管进入根管；D. 套管进入根管并与分离器械嵌合；E. 套管与分离器械嵌合；F. 沿分离器械反方向旋转，可取出分离器械；G.根管恢复通畅

临床常用的根管内分离器械取出套装有 Endo Extractor Kit，Masserann Kit，Masserann Micro Kit,IRS 系统，及国内学者设计的分离器械提取套装（图 4-3-5）等。

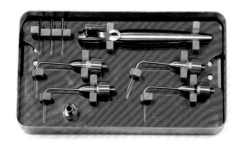

图4-3-5　分离器械取出套装

六、注意事项

1. 术前充分评估分离器械的取出风险，如果风险较大，可考虑建立旁路或作

为根充物的一部分保留在根管内。

2. 在使用超声工作尖处理分离的镍钛器械时，应尽量避免接触镍钛器械，防止因温度过高而造成镍钛器械二次分离。

3. 操作中尽可能减少对牙本质造成不必要的切割，以免发生根管穿孔和根折等并发症。

一、实习评分

1. 评定操作过程中术者体位及牙科显微镜调节是否正确。

2. 评定显微镜下操作的手眼协调能力。

3. 评定对用显微超声技术取出根管内分离器械的掌握情况。

4. 评定是否成功取出根管内分离器械，是否出现根管穿孔等并发症。

5. 评定是否对牙体组织造成不必要的切削。

第四节　根管桩的去除

一、课前导读

1. 临床上常用的根管桩的类型和特点。

2. 根管桩去除的并发症及处理。

二、学习内容

1. 影响根管桩去除的因素。

2. 离体牙根管内金属桩和纤维桩的去除方法。

三、术前评估

了解根管桩的材料类型，通过拍摄 CBCT 评估根管桩的长度、数目、直径及方向，评估患牙的牙根形态、长度、弯曲度、根管壁厚度及根管桩与根管壁的匹配程度等，判断根管桩去除的可行性和安全性。

影响根管桩去除的因素有以下几个方面。

1. 术者的技术水平、经验。

2. 根管桩的材料类型、长度、直径、位置和方向。一般来说，铸造桩较纤维桩难去除；根管桩长度越长、直径越大，越难去除；非金属桩若为牙色材料或锆材料，去除更为困难。

3. 粘接系统。使用树脂或玻璃离子黏固剂的根管桩较使用磷酸锌水门汀黏固剂的根管桩更难去除。

4. 患牙的解剖特点。患牙的牙位、根管长度、根管壁厚度、弯曲度等都会影响根管桩去除的难易程度。操作前应充分了解患牙的解剖特点，避免根管内穿孔和根折等并发症的发生。

5. 预后因素。在去除根管桩时必须考虑并保证患牙有足够的剩余牙体组织。后期的修复具有可预见性。剩余牙体组织的完整性是影响患牙远期存留的关键因素。

四、器械和材料

牙科显微镜，口腔综合治疗椅，橡皮障系统，高速手机，金刚砂车针，超声治疗仪及工作尖，长颈球钻，P 钻，环钻，止血钳，镊子。

五、方法和步骤

（一）金属桩

1. 使用橡皮障隔离术区，并对隔离区消毒。

2. 调节医师和患者椅位，调节显微镜使视野清晰，易于观察和操作。

3. 核的处理。在去除金属桩之前，可使用金刚砂车针或钨钢车针对桩核进行仔细切割，磨小金属桩核直径，保留金属桩露出根管的部分。

4. 松动并取出根管桩。使用长柄球钻或超声工作尖去除金属桩核周围的粘接剂，使用特殊设计的超声工作尖（图 4-4-1）松动金属桩，先在金属桩露出根管的部分制备凹槽，防止超声工作尖滑动或反弹，使超声工作尖与金属桩长轴呈 30°夹角，使用中至高功率在金属桩的各部位进行圆周运动，同时充分冷却。由于超

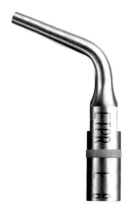

声波能量作用于金属上会产生高温，所以每个部位震动时间不超过 10 秒，以免局部温度过高。震动间隙可使用夹持器械检查金属桩的松动度。

松动后，可使用止血钳将金属桩从根管内夹出。在取出金属桩后，应当使用超声工作尖去除根管内壁残留的粘接剂，然后在牙科显微镜下检查剩余牙体组织的完整性。观察是否存在裂纹、折裂等。一般来说，应用超声技术能够安全有效地取出金属桩。另外，也可使用 Ruddle 桩去除系统、Masserann Kit 等去除金属桩（图 4-4-2）。

图4-4-1　超声工作尖

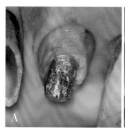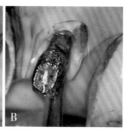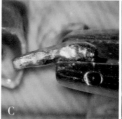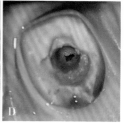

图4-4-2　根管内金属桩去除

A. 使用金刚砂车针去除冠部的树脂充填物及粘接剂，暴露金属桩；B. 使用超声工作尖去除金属桩周围的粘接剂，注意喷水冷却；C. 桩松动后，可使用止血钳将金属桩夹出；D. 金属桩去除后见桩道内粘接剂

若金属桩折断于根管内，且位于距离根管口较近的位置，则可使用 Ruddle 桩去除系统直接取出。若断桩冠端位于距离根管口较深位置时，则可在显微镜下用小号超声器械振松或磨除断桩周围的粘接剂，待断桩 1/2 ～ 1/3 的部分游离后，超声工作尖靠近金属桩的根方紧贴金属桩振动，直至取出金属桩。由于铸造金属桩与根管壁间密合程度高，所以显微超声去除成功率低。

金属螺纹桩的取出方法相对比较简单，使用血管钳夹持金属螺纹桩的冠方，逆时针旋转即可取出。

（二）纤维桩

1. 将牙科显微镜调至低放大倍率，使用金刚砂车针磨除树脂核中的纤维桩，操作过程中应仔细区别纤维桩与牙体组织颜色的差异，避免对健康牙体组织造成不必要的切削。

2. 可采用纤维桩制造商提供的配套的取桩工具去除纤维桩，或采用型号合适的长颈球钻、P 钻去除纤维桩，也可使用超声工作尖直接磨除纤维桩（图 4-4-3 和图 4-4-4）。在磨除纤维桩的过程中，注意区别根管壁与纤维桩及树脂粘接剂，避免对牙体组织造成切削。另外，在磨除纤维桩的过程中，应注意控制好器械进入的方向，以免偏离正确方向而造成根管穿孔。

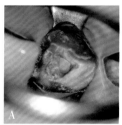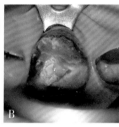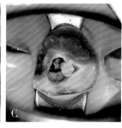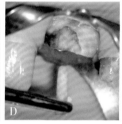

图4-4-3　根管内纤维桩去除

A. 去除冠方充填物，暴露纤维桩；B. 使用超声工作尖磨除根管上段纤维桩和粘接剂；C. 去除纤维桩一侧的残余牙胶，纤维桩松动并从根管内震出；D. 取出纤维桩

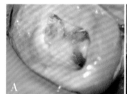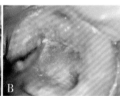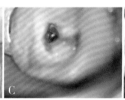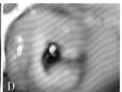

图4-4-4　根管内纤维桩去除

A. 去除充填物后见腭侧根管口纤维桩；B、C. 使用超声工作尖逐步磨除根管内纤维桩，注意区别根管壁与纤维桩及树脂粘接剂；D. 去净根管内纤维桩，可见牙胶断面

六、注意事项

1. 超声波能量作用在金属物体上可产生高温，可传导至牙根表面和周围牙槽

骨。因此，操作过程中应注意冷却，每次连续操作时间不超过 10 秒。

2. 在去除根管桩时，应考虑剩余牙齿结构是否足够，如果修复价值不确定，可考虑选择根尖手术或者拔除。

3. 在去除根管桩过程中，尽可能减少对冠方和根方牙本质的破坏。在去除根管桩后，应仔细检查并评估剩余牙根结构的完整性，是否有裂纹、根折或者髓腔穿孔等。

七、实习评分

1. 评定操作过程中术者体位及牙科显微镜调节是否正确。

2. 评定对金属桩取出方法的掌握情况。

3. 评定对纤维桩取出方法的掌握情况。

4. 评定根管桩是否已取出及是否出现并发症。

第五节　髓腔穿孔的修补

一、课前导读

1. 髓腔穿孔的定义和成因。

2. 髓腔穿孔修补常用的材料。

二、学习内容

1. 影响髓腔穿孔修补的因素。

2. 非手术修补髓腔穿孔的方法及操作要点。

三、术前评估

1. 询问病史，了解髓腔穿孔发生的时间。拍摄患牙 X 线片，必要时拍摄 CBCT，了解髓腔穿孔的水平、部位、大小，评估穿孔修补的可行性、难度及预后。影响髓腔穿孔修补预后的因素包括穿孔位置、穿孔修复的时机、穿孔修补的密合度及穿孔处的感染状态。一般而言，穿孔部位越靠近根尖，预后越好，但治疗难度相对较大。穿孔越大,越难取得严密的修补效果。穿孔修补及时,穿孔处感染易于控制,预后较理想。

2.根据穿孔的位置,制定合适的修补方案,取得患者知情同意。

四、器械和材料

(一)主要的仪器和设备

牙科显微镜,口腔综合治疗台,高速手机,低速手机,超声治疗仪和工作尖,橡皮障系统,显微口镜,吸潮纸尖,根管冲洗器,MTA显微输送器,垂直加压器。

(二)主要的药品

三氧化聚合物(mineral trioxide aggretate,MTA),无菌棉球,生理盐水,0.5% ~ 5.25%NaClO溶液,氧化锌丁香酚。

五、方法和步骤

髓腔穿孔是由龋病、非龋性牙体硬组织疾病、病理性吸收或医源性因素造成的髓腔与牙周组织异常交通。根据穿孔发生的位置,可分为龈缘以下的穿孔(牙龈内穿孔)、牙根中1/3穿孔、根尖部的穿孔、髓室底穿孔(根分叉部的穿孔)和带状穿孔。

(一)龈缘以下的穿孔修补

龈缘以下的穿孔一般在牙科显微镜下采用非外科手术修补。首先,对穿孔部位进行严密消毒和隔湿干燥,然后用具有生物活性的材料(如MTA等)进行穿孔封闭修补。根据情况不同,有的病例需进行牙龈切除术和牙槽骨修整术。

(二)髓室底穿孔的修补

髓室底穿孔一般在牙科显微镜下采用非外科手术修补,以阻断髓室与牙周组织的交通,预防病变扩大,促进病变组织愈合(图4-5-1)。

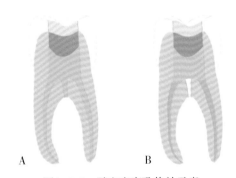

图4-5-1 髓室底穿孔修补示意
A.髓室底穿孔;B.髓室底穿孔修补后

1. 术区准备

常规预备根管以制造充足的冠方空间，防止根管被修补材料堵塞。清理穿孔区，必要时使用超声器械将其扩大，以去除穿孔周围潜在感染的牙本质。较小的穿孔区可用0.5%～5.25%NaClO溶液冲洗消毒，较大的穿孔区则用生理盐水冲洗。如穿孔出血，可采用明胶海绵、硫酸钙或氢氧化钙止血，但避免使用硫酸铁类收敛剂，因为其产生的血凝块会导致细菌生长并影响材料的封闭性。

2. 小范围穿孔修补

先修补穿孔，再完成根管治疗，将易于去除的材料（如棉球、牙胶尖等）置于根管口，以保护根管不被修补材料所阻塞，采用 MTA 显微输送器或垂直加压器将调拌好的材料置入穿孔处，加压固位，待材料硬固后再行根管充填。使用 MTA 作为穿孔修补材料时，应在 MTA 上方放置消毒棉球并严密暂封患牙48～72小时，待复诊检查修补材料坚硬且固位良好，方可进行根管充填。

3. 较大范围穿孔修补（图 4-5-2）

先完成根管充填，再修补穿孔。为确保修补材料厚度，根管充填材料应止于穿孔点根方以下至少 1～2mm 的位置；穿孔修补后建议常规制作冠部屏障，以最大限度降低由冠方微渗漏导致的治疗失败。

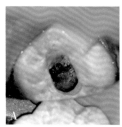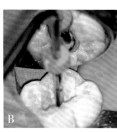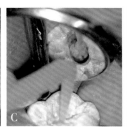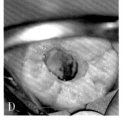

图4-5-2　较大范围髓室底穿孔修补

A. 穿孔区清理完成；B. 将穿孔修补材料置入穿孔区；C. 修补穿孔区；D. 穿孔区修补完成

（三）牙根中 1/3 及带状穿孔的修补

根管中 1/3 穿孔可在牙科显微镜下采用非外科手术修补，需要牙科显微镜提供适度的放大倍数和良好的光源。修补前常规完成穿孔的定位、清创、止血和根管预备及试主牙胶尖等。根据不同的穿孔大小和形态，采取不同的修补方法。

1.若穿孔范围大或穿孔呈带状，则需先完成穿孔根方的根管充填再修补穿孔（图4-5-3），同时用修补材料填塞该根管腔至根管口。如果穿孔冠方的根管长度较长，也可注射热牙胶充填。

2.若穿孔范围小，则先修补穿孔再完成根管充填（图4-5-4）。首先在根管内置入保持锉或主牙胶尖，防止根管充填通路被堵塞。在难以直接放置修补材料时，可通过超声工作尖将MTA导入缺损处。将保持锉置于根管内稍低于穿孔的水平，置入MTA并尽可能加压；用超声工作尖接触锉的冠部，震动使MTA进入缺损区；以1～2mm的幅度用力上下提拉保持锉，防止其与MTA粘连，以便复诊时顺利将其取出。

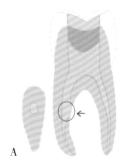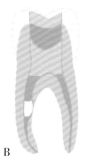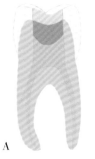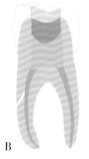

图4-5-3　带状穿孔修补示意
A. 带状穿孔；B. 先完成穿孔下段的充填，再修补穿孔

图4-5-4　根管中1/3小范围穿孔修补示意
A. 根管中1/3穿孔，穿孔较小；B. 先完成穿孔修补，再进行主根管充填

（四）根尖部穿孔的修补

位于根尖部的根管侧壁穿孔多发生于弯曲根管预备和成形过程中，尤其在使用大号不锈钢器械或小号但较硬的根管锉（如C+锉）进入根尖段时，常伴发根管阻塞或台阶形成。这类穿孔的修补不仅要对穿孔部位有良好的清理和封闭，还要探查、清理、成形和充填原始根管通路，治疗难度较大。在完成原始根管探查、清理和预备后，使用MTA修补穿孔并充填根尖段，或结合热牙胶材料充填原始根管

（图4-5-5）。MTA 生物相容性良好，但难以理想地将其输送至弯曲根管的根尖段穿孔处。此类根管穿孔修补的预后难以保证，建议患者定期复查，必要时采取根尖外科手术、截根术、牙半切术或拔牙等措施。

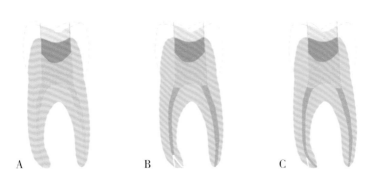

图4-5-5　根尖1/3侧壁穿孔修补示意

A. 根尖区侧壁穿孔；B. 修补根尖区穿孔并完成根尖区的充填；C. 修补根尖区穿孔，然后使用牙胶充填主根管

六、注意事项

1. 术中应注意勿将屏障材料压入邻近重要结构（如颏孔和上颌窦底）。

2. 如穿孔出血，可采用明胶海绵、硫酸钙或氢氧化钙止血，但避免使用硫酸铁类收敛剂，因为其所产生的血凝块会导致细菌生长并影响材料的封闭性。

七、实习评分

1. 评定操作过程中术者体位及牙科显微镜调节是否正确。

2. 评定各类治疗器械使用的熟练程度。

3. 评定对髓腔屏障技术操作要点的掌握情况。

4. 评定治疗完成后的封闭效果。

第五章 年轻恒牙治疗技术

第一节 直接盖髓术

一、课前导读

1. 直接盖髓术（图 5-1-1）的概念及适应证的选择。

2. 牙科显微镜下龋坏组织的去除及窝洞的制备。

3. 露髓孔处盖髓剂的放置及其严密充填的方法。

4. 熟悉盖髓剂的种类及优缺点。

5. 熟悉硅钙基水门汀的特点及临床应用。

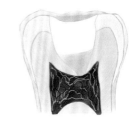

图5-1-1　直接盖髓术示意

二、学习内容

1. 牙科显微镜下窝洞的制备及龋坏组织的去除。

2. 牙科显微镜下露髓孔处盖髓剂的放置及其严密充填。

三、术前评估

进行仔细的临床检查确定患牙牙髓处于正常或可复性牙髓炎状态；研读术前 X 线检查或 CBCT，确认患牙无根折及根尖周组织破坏影像，评估牙根发育状态，严格掌握适应证。

（一）适应证

1. 外伤性和机械性露髓的年轻恒牙。

2. 患牙无症状或只有轻微短暂的疼痛。

3. X 线检查显示患牙根尖未发育完成，呈喇叭口状。

4. 根尖周组织无异常。

5. 患牙可满足修复要求。

（二）禁忌证

1. 临床及影像学检查有不可复性牙髓炎或根尖周炎表现的患牙。

2. 无法满足修复要求的患牙。

四、器械和药品

（一）主要的设备与仪器

牙科显微镜，口腔综合治疗台，橡皮障系统，高低速手机及车针，不同型号挖匙，显微口镜，Stropko 微冲洗器，微吸引器，垂直加压器，普通充填器，局麻注射器。

（二）主要药品及材料

MTA，龋显示剂，小棉棒，无菌棉球，碘伏棉球，生理盐水，1% ～ 5.25% NaClO 溶液，玻璃离子水门汀，复合树脂，局麻药。

五、方法和步骤

（一）术区隔离消毒与疼痛的控制

对患牙进行局部麻醉，使用橡皮障隔离术区，并对隔离区进行消毒。

（二）调节椅位及显微镜

调节医师和患者的椅位，调节显微镜使视野清晰，易于观察和操作。

（三）制备洞形，去尽龋坏组织

1. 对于机械性或外伤性因素引起牙髓暴露的患牙，局麻下使用高速手机制备洞形，操作尽量轻柔、准确，避开露髓孔，及时使用生理盐水清理洞内牙体组织碎屑。

2. 对于深龋近髓患牙，局麻下先使用高速手机开阔洞口进入病变区域，涂抹龋显示剂于病变区域 10 秒后，三用枪冲洗并吹干，使用慢机球钻结合挖匙去除染色区域，此过程可重复进行直至未见染色牙本质（图5-1-2）。

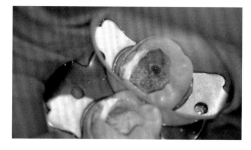

图5-1-2　去腐后髓角暴露

（四）露髓孔处的出血控制

使用蘸有或不蘸有 1% ～ 5.25%NaClO 溶液的无菌小棉球直接放置于露髓孔

处，一般出血可于 10 分钟内控制（图
5-1-3）。若 10 分钟后仍有出血，考
虑牙髓并非处于正常或可复性炎症状
态，需改行牙髓切断术。

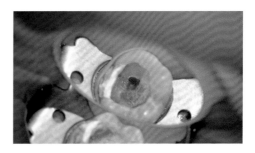

图5-1-3　露髓孔处的出血控制

（五）窝洞消毒及冲洗

使用生理盐水对窝洞进行缓慢持
续的冲洗，避免 NaClO 溶液残留，用
无菌棉球对窝洞进行干燥。

（六）直接盖髓前暴露的牙髓组织必须满足的条件

1. 穿髓组织周围必须为健康牙本质。

2. 牙髓创面必须呈均匀的鲜红色，并充盈血液，不能含有黄色的液化区域或
者深色的缺血区域。

3. 穿髓部位不能残留去龋时的牙本质碎屑。

4. 使用 NaClO 溶液冲洗后 10 分钟内能有效止血。

（七）盖髓剂的放置

目前，临床上常用硅钙基水门汀
作为盖髓剂，本部分以 MTA 为例，介
绍盖髓剂的放置方法。将 MTA 按照
粉液比（MTA : H_2O = 3 : 1）调拌
呈糊状，用垂直加压器携带 MTA 置
于露髓孔并覆盖少许周围牙本质，轻
轻按压（图 5-1-4）。拍摄 X 线片，确

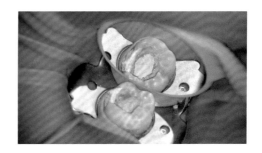

图5-1-4　放置MTA

认 MTA 充填的厚度及密实情况。若充填效果不佳，可继续添加 MTA 或者冲洗净
MTA 后重复上述步骤。

（八）疗效观察及术后随访

可采用一步直接盖髓术或两步直接盖髓术。盖髓剂以 MTA 为例。一步直接
盖髓术即盖髓后用玻璃离子垫底，复合树脂充填。两步直接盖髓术即盖髓后窝洞
内放置一小的湿棉球，用玻璃离子封闭窝洞，1 ～ 2 周后无任何症状且牙髓活力

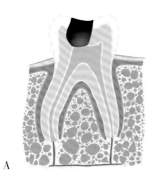 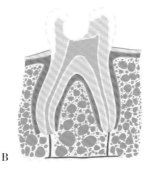 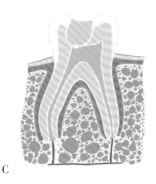

A   B   C

图5-1-5　直接盖髓术基本操作流程

A.适应证的选择；B.去净龋坏组织并制备洞形；C.露髓处放置盖髓材料并行充填修复

正常，可去除暂封材料及棉球，复合树脂充填。

1.患牙盖髓治疗 1～2 周后，若对温度刺激仍敏感，可继续观察 1～2 周；也可去除暂封物及盖髓剂，更换盖髓剂后暂时观察 1～2 周，症状消失后行永久充填。更换药物时，应注意无菌操作，避免再感染。

2.术后 1、3、6、12、24、36 及 48 个月复查，根据相关的临床表现、牙髓活力及 X 线片表现，评估疗效。

六、注意事项

1.在直接盖髓术操作前需要对牙髓状态进行正确判断，严格掌握适应证。

2.在操作过程中，要严格遵守无菌观念，切忌将感染物质带入或推向下方牙髓组织。

七、实习评分

1.评定操作过程中术者体位及牙科显微镜调节是否正确。

2.评定龋坏组织去除的情况。

3.评定直接盖髓操作过程的熟练程度。

第二节 活髓切断术

一、课前导读

1. 掌握活髓切断术的概念及适应证的选择。

2. 掌握牙科显微镜下髓室顶的揭除及坏死牙髓组织的去除。

3. 熟悉牙髓组织的切除范围。

4. 了解活髓切断术的预后及局限性。

二、学习内容

1. 牙科显微镜下坏死牙髓组织的去除及髓室顶的揭除。

2. 牙科显微镜下判断牙髓切除范围。

3. 牙科显微镜下于活髓组织上行盖髓剂严密充填。

三、术前评估

进行仔细的临床检查,初步判断患牙牙髓状态;研读术前 X 线片或 CBCT,确认患牙无根折及根尖周破坏影像,评估牙根发育状态,严格掌握适应证。

(一)适应证

1. 龋源性、外伤性或机械性因素致年轻恒牙牙髓暴露。

2. 患牙无症状或只有轻微短暂的疼痛。

3. X 线片上显示患牙根尖未发育完成,呈喇叭口状。

4. 根尖周组织无异常。

5. 患牙可满足修复要求。

(二)禁忌证

1. 发生不可复性牙髓炎的年轻恒牙。

2. 牙髓坏死或伴有根尖周炎的年轻恒牙。

3. 患牙无法满足修复要求。

四、器械和药品

（一）主要的设备与仪器

口腔综合治疗台，牙科显微镜，橡皮障系统，高低速手机及车针，不同型号挖匙，超声治疗仪及工作尖，显微口镜，Stropko 微冲洗器，微吸引器，垂直加压器，充填器，注射器。

（二）主要药品及材料

MTA，龋显示剂，小棉棒，无菌棉球，碘伏棉球，生理盐水，1% ～ 5.25% NaClO 溶液，氧化锌丁香酚，局麻药，3% 过氧化氢（H_2O_2）溶液，复合树脂，玻璃离子水门汀。

五、方法和步骤（图 5-2-1）

（一）术区隔离消毒与疼痛的控制

对患牙进行局部麻醉，使用橡皮障隔离术区，并对隔离区消毒。

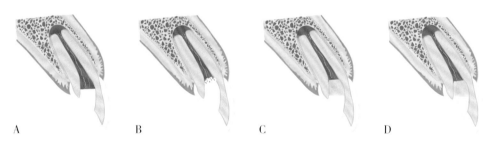

图5-2-1　活髓切断术基本操作流程
A. 去净腐质，牙髓切除；B. 止血；C. 放入盖髓剂；D. 冠方封闭

（二）去净龋坏组织揭净髓顶

以温水清洗龋洞，去除食物残渣和表层腐质，制备洞形，用锐利的挖匙或大球钻去净龋洞内龋坏牙本质，使用 3% H_2O_2 溶液清洗窝洞。使用高速裂钻或小球钻进入髓室，将几个髓角连通后彻底暴露髓室（图 5-2-2）。此过程可结合超声工作尖充

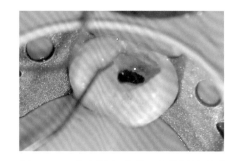

图5-2-2　去净洞底腐质，充分揭尽髓顶

分揭净髓顶。

（三）切除冠髓，控制出血

使用无菌的高速球钻或锋利的挖匙去除冠部 2mm 左右的牙髓组织，观察牙髓组织活性（包括：色、形、质）和出血情况（包括：出血量和血的颜色），用 1%～5.25% NaClO 溶液对创面进行缓慢轻柔的冲洗。若出血能在 10 分钟内停止，提示其下方是正常未被感染的牙髓组织。若出血难以控制，提示其下方存在炎症性牙髓组织，需要继续去除直至健康牙髓组织。出血停止后使用生理盐水清理窝洞，随后用无菌小棉球干燥窝洞（图 5-2-3）。

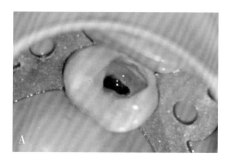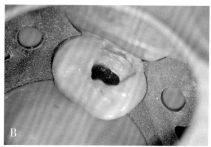

图5-2-3　牙髓切断后显微镜下观察牙髓出血情况

A. 牙髓出血；B. 出血情况得到控制

满足以下条件，视为健康的牙髓组织：

（1）围绕健康质硬的牙本质。

（2）均质鲜红并被血液充盈。

（3）没有牙本质碎屑的嵌入。

（4）能在 2～3 分钟内良好止血。

（四）放置盖髓剂

以 MTA 为例，介绍盖髓剂的放置方法。将 MTA 按照粉液比（MTA ： H_2O = 3 ： 1）调拌呈糊状，用垂直加压器携带 MTA 置于牙髓创面，使用垂直加压器轻轻按压，保证 MTA 有 2mm 左右厚度（图 5-2-4），上方置含生理盐水的小棉球加速其硬固，要保证冠方至少有 1.5～2.0mm 左右的修复空间。

拍摄 X 线片，确认 MTA 充填的厚度及密实情况。若充填效果不佳，可继续添加 MTA 或者冲洗净 MTA 后重复上述步骤。

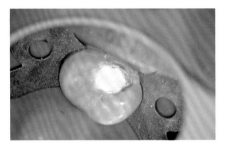

图5-2-4　牙髓创面置入盖髓剂

（五）永久充填

盖髓后可立即永久充填，亦可观察 1～2 周。若无症状，则去除暂封材料及棉球，复合树脂永久充填。

（六）术后随访

术后 1、3、6、12、24、36 及 48 个月复查。根据相关的临床表现、牙髓活力及 X 线片表现，评估患牙的疗效。

六、注意事项

1. 注意无菌操作，包括橡皮障的使用，治疗前对操作区域消毒，治疗过程所有器械和材料都必须无菌（包括小棉球），去龋后要更换无菌车针，才可进行牙髓切断。

2. 正确判断牙髓状态。

3. 最终严密的冠部修复是防止再感染的关键。

七、实习评分

1. 评定操作过程中术者体位及牙科显微镜调节是否正确。

2. 评定牙髓组织去除的熟练程度。

3. 评定放置盖髓剂的熟练程度。

第三节　牙髓血运重建术

一、课前导读

1. 年轻恒牙牙髓坏死的病因。

2. 牙髓血运重建术的定义和适应证。

二、学习内容

1. 牙科显微镜下根管直线通路的建立。

2. 牙科显微镜下根管内的化学预备。

3. 牙科显微镜下模拟根尖引血制备自体血凝块。

4. 牙科显微镜下硅钙基水门汀的放置。

三、术前评估

询问病史,结合口内检查结果,并研读术前 X 线片或 CBCT,判断病因及患牙牙髓状态,测量患牙的牙根长度、根尖孔直径及根尖周病变范围,评估患牙的发育情况及治疗预后,严格掌握适应证,并向患者及其家属交代治疗方案、费用、次数、风险、并发症、替代治疗方案等相关情况,签署知情同意书。

(一)适应证(图5-3-1)

1. 牙髓坏死,伴或不伴根尖周炎症的年轻恒牙。

2. 牙髓感染累及根髓,根髓不能完全保留的年轻恒牙。

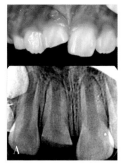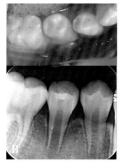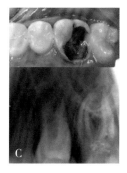

图5-3-1　牙髓血运重建术适应证的选择

A. 外伤引起的牙髓坏死；B. 牙发育畸形引起的根尖周炎；C. 龋病引起的根尖周炎

（二）禁忌证

1. 患者无法配合较长时间的操作。

2. 患者对抗菌药物过敏。

四、器械和药品

（一）主要设备和仪器

口腔综合治疗台，牙科显微镜，橡皮障系统，高速手机及车针，超声治疗仪及工作尖，显微口镜，根管口探针，镊子，Stropko 微冲洗器，微吸引器，显微根管锉，注射器，侧方开口冲洗针头，MTA 输送器，垂直加压器。

（二）主要药品与材料

生理盐水，17% EDTA 溶液，1% ～ 5.25%NaClO 溶液，氢氧化钙糊剂，替硝唑，环丙沙星，米诺环素，吸潮纸尖，不含肾上腺素的 3% 甲哌卡因，MTA，光固化复合树脂，玻璃离子水门汀。

五、方法和步骤（图 5-3-2）

（一）术区隔离与椅位调节

安放橡皮障，并对隔离区消毒（图 5-3-3A）。调节医师和患者的椅位，调节显微镜使视野清晰，易于观察和操作。

（二）去除龋损和不良修复体

在开髓和疏通根管之前，应去净患牙的龋坏组织和不良修复体，进一步评估患牙的可修复性和保存价值。拆除修复体有利于暴露患牙的真实形态，确保正确的髓腔入路。还应去除薄壁弱尖和无机釉，适当降低咬合，预防治疗周期内出现牙体折裂。在完成上述操作后，可以制作假壁以便橡皮障夹稳定夹持在患牙上。

（三）堆塑树脂假壁

如患牙洞壁缺损面积较大，则考虑用树脂类材料制作假壁，避免冲洗液外溢，同时有利于治疗期间稳固暂封物。

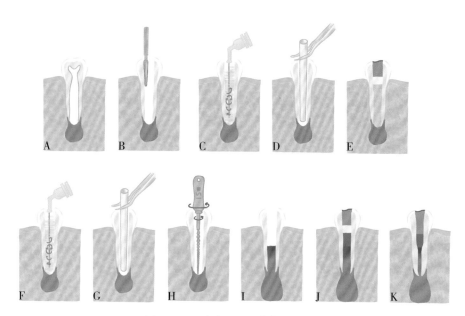

图5-3-2 牙髓血运重建术操作步骤

A.明确病因，判断适应证；B.开髓揭顶；C.用NaClO溶液、生理盐水冲洗；D.用无菌纸尖干燥；E.用氢氧化钙糊剂或抗生素糊剂封药；F.用17%EDTA溶液冲洗；G.用无菌纸尖干燥；H.用刺探根尖引血；I.血凝块形成；J.血凝块上方生物陶瓷材料封闭后暂封；K.永久充填

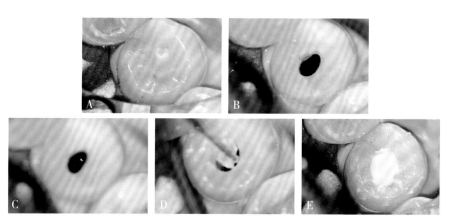

图5-3-3 牙髓血运重建术第一次治疗

A. 橡皮障隔离；B. 开髓揭顶；C. 显微镜下冲洗，根尖孔可视；

D. 封入抗生素糊剂；E. 暂封

（四）开髓并建立直线通路

术前结合影像学检查结果设计开髓洞形，开髓并揭尽髓顶（图 5-3-3B）。用低浓度的 NaClO 溶液轻柔冲洗，注意此时冲洗应局限于髓腔。随后，在显微镜下去除阻碍根管直线通路的牙本质突起，获得良好的根管内术野，确认根管内是否有残余的活髓组织以及牙髓状态。当显微根管锉探查到活髓组织或患者有疼痛感时，不应继续深入探查。K 锉或牙胶尖拍摄 X 线片确认工作长度。

（五）根管化学预备

牙髓血运重建术作为牙髓治疗的一种方式，其成功的关键仍为彻底的根管消毒，控制根管内感染。不同于常规根管治疗，为避免进一步削弱年轻恒牙较薄的根管壁，同时保护根尖组织干细胞，牙髓血运重建中的根管消毒完全依赖于充分的化学冲洗及根管内封药。化学冲洗药物的选择需考虑细胞毒性，在消毒和有利于细胞存活分化的微环境之间取得平衡。

AAE 推荐使用 1.5%～6% NaClO 溶液冲洗。也有研究认为，NaClO 溶液浓度高于 3% 时，可能对根尖乳头干细胞产生细胞毒性，并干扰细胞黏附在牙本质表面。使用侧方开孔的冲洗针头及低浓度 NaClO 溶液进行冲洗，每根管 20mL，时长 5 分钟，同时配合超声荡洗。冲洗针头需距离根尖孔 2mm，尽量减少根尖组织的损伤，避免药物细胞毒性作用；超声荡洗针头尖端不应超出根尖孔。之后使用生理盐水或 17%EDTA 溶液冲洗，每根管 20mL，冲洗时长 5 分钟，同时配合超声荡洗（图 5-3-3C）。

（六）根管内消毒

在充分化学冲洗后，使用无菌吸潮纸尖干燥根管，选取氢氧化钙糊剂或低浓度的三联抗生素糊剂（triple antibiotic paste，TAP）进行根管内消毒（图 5-3-3D）。如选用三联抗生素糊剂，将环丙沙星、甲硝唑、米诺环素以 1：1：1 的质量比混合，与生理盐水调拌至 1～5mg/mL。为降低药物染色导致的牙冠变色风险，在封药前建议使用牙本质黏接剂封闭髓腔牙本质小管；此外可考虑使用不含米诺环素的二联抗生素糊剂（double antibiotic paste，DAP），或用其他抗生素（如克林霉素、阿莫西林、头孢克洛等）替代米诺环素。用螺旋输送器将药物捣入根管，使药物均匀充满根管，过程中螺旋输送器尖端保持在根尖孔上方，药物勿直接接触根尖组织以减少对干细胞的毒性，同时药物不得高于釉牙骨质界，尽量减少冠部染色。如选择氢氧化钙糊剂，建议将糊剂置于根管中上段以降低药物细胞毒性对干细胞增殖分化的影响。在药物上方放置干燥棉球，用3～4mm的暂封材料密封（图5-3-3E）。1～4周后复诊。

（七）根管内血凝块的形成

第二次就诊时，首先评估初次治疗后患牙的状态，检查临床症状和体征是否消失。若患牙仍有叩诊疼痛或有牙龈明显红肿、窦道、瘘管等持续感染的迹象，重复第一次诊疗步骤，同时考虑更换抗菌药物种类或适当延长封药时间。若患牙症状完全消失，确认无持续感染，则进行以下步骤：用不含肾上腺素的3%甲哌卡因进行局部浸润麻醉，橡皮障隔离术区，去除暂封物；用生理盐水与17%EDTA溶液交替冲洗，直到根管内无明显药物残余，吸潮纸尖干燥根管；用显微根管锉轻探根尖区，向根尖孔外过度预备2mm诱导根尖出血（图5-3-4A），使根管内充盈血液至釉牙骨质界下2～3mm，静置15分钟后，用纸尖钝头触探血凝块，判断血凝块稳定性（图5-3-4B）。注意避免使用干棉球压迫血凝块，因为干棉球的纤维会进入血凝块中，去除棉球时会再次引起出血。部分患牙无法得到足够的根尖出血而形成一定高度的血凝块，可选用富血小板血浆、富血小板纤维蛋白等血液制品作为生物活性支架替代自体血凝块。

（八）冠方封闭

待血凝块稳定后，为避免后续封闭材料下沉造成血凝块塌陷，可考虑在血凝块上方放置可吸收胶原基质（图5-3-4C），再于基质材料上方覆盖3～4mm的MTA（图5-3-4D），髓腔内置一生理盐水湿棉球，冠方用4～5mm玻璃离子材料

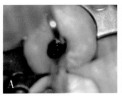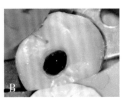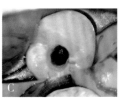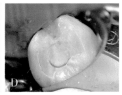

图5-3-4 牙髓血运重建术第二次治疗
A.根尖引血；B.血凝块形成；C.用胶原生物膜置于血凝块上方；D.MTA冠方封闭

暂封。1周后复诊，取出生理盐水湿棉球，确认 MTA 完全硬固，使用复合树脂等材料行冠部的永久充填。由于 MTA 存在变色的缺陷，故前牙可选择 Biodentine®、iRoot BP plus 等生物陶瓷材料代替 MTA。

（九）定期随访

术后 6、12、24、36 及 48 个月复查。根据相关的临床和 X 线片表现，评估患牙的疗效，包括：患牙有无疼痛或其他不适症状，有无叩痛，有无松动度，周围牙龈有无红肿、瘘管或窦道，以及患牙根尖周病变有无好转等。

六、注意事项

1. 根管内化学冲洗时，动作应轻柔，避免冲洗液溢出根尖孔，破坏根尖周组织。

2. 由于部分血凝块及血液制品的稳定性不佳，MTA 放置后易塌陷，故建议预先放可吸收胶原基质再行 MTA 冠方封闭。

3. 注意根尖引血的血液平面应于釉牙骨质界下 2～3mm，以保证 MTA 有足够的封闭厚度，同时髓腔中尽量减少 MTA 的残余，避免发生牙冠染色。

七、实习评分

1. 评定操作过程中术者体位及牙科显微镜调节是否正确。
2. 评定对牙科显微镜下建立根管直线通路的掌握情况。
3. 评定对牙科显微镜下模拟根尖引血制备自体血凝块的掌握情况。
4. 评定对牙科显微镜下放置生物陶瓷材料的掌握情况。

第四节　根尖诱导成形术

一、课前导读

1. 根尖诱导成形术的概念与适应证。
2. 根尖诱导成形术后的发育机制与愈合类型。

二、学习内容

1. 牙科显微镜下根管内的化学预备。

2. 牙科显微镜下诱导根尖成形的药物放置。

3. 根管永久充填的指征。

三、术前评估

1. 询问病史，检查患者口内的患牙情况，结合术前 X 线检查或 CBCT，判断牙髓状态、根尖周病变及根尖发育的情况。

2. 严格掌握适应证，包括牙髓病变已波及根髓而使根髓不能保留的年轻恒牙，牙髓坏死或并发根尖周炎症的年轻恒牙。

四、器械和药品

（一）主要设备和仪器

口腔综合治疗台，牙科显微镜，橡皮障系统，高速手机及车针，超声治疗仪及工作尖，显微口镜，Stropko 微冲洗器，微吸引器，显微根管锉，K 锉，侧方开口冲洗针头，热牙胶充填系统，垂直加压器。

（二）主要药品与材料

生理盐水，1% ~ 5.25%NaClO 溶液，氢氧化钙糊剂，吸潮纸尖，氢氧化钙碘仿糊剂，光固化复合树脂，玻璃离子水门汀。

五、方法和步骤

（一）术区隔离与椅位调节

遵循无菌操作原则，使用橡皮障隔离患牙。调节医师和患者椅位，调节显微镜使视野清晰，易于观察和操作。

（二）去龋开髓

常规去龋、开髓，揭全髓顶。开髓的位置与大小应尽可能使器械沿直线通路进入根管（图 5-4-1）。

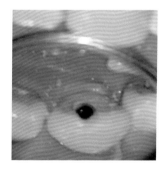

图5-4-1 建立根尖直线通路

（三）根管预备

根据术前 X 线片确定根管长度，因根尖尚未发育完成，所以常用的根管长度测量仪并不适用于年轻恒牙。临床上一般以 X 线片根尖末端上方 1～2mm 处为止点，确定年轻恒牙的操作长度。操作中应避免超预备损伤根尖部的牙乳头及上皮根鞘。建议使用 1%～5.25%NaClO 溶液、生理盐水反复交替冲洗和超声荡洗根管（图 5-4-2），注意不要加压冲洗，轻柔地去除根管内的感染坏死物，建议避免使用扩锉针大力扩锉，防止损伤薄弱的根管壁。

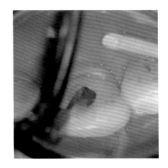

图5-4-2　超声荡洗根管

（四）根管消毒

在使用无菌吸潮纸尖吸干根管内的水分后，封入氢氧化钙糊剂进行根管内消毒。一般封药时间为 1～2 周。复诊如仍有较明显的症状，应重复根管预备、消毒的步骤。

（五）药物诱导

根管封药后如无明显疼痛症状，根管内洁净，无明显异味及渗出，则可进行药物诱导。用橡皮障隔离患牙，去除原根管内封药，再次进行足量的根管内冲洗。干燥根管，使用可诱导根尖形成的药物（常用氢氧化钙碘仿糊剂等氢氧化钙类制剂）进行充填，在注射头上标记工作长度，将注射器尖端置于根尖 1/3 处，加压注入，使糊剂与根尖部组织接触，至根管口边缘有糊剂溢出，边注射边缓慢退出注射器。用玻璃离子水门汀严密充填窝洞，拍片确认充填效果（图 5-4-3）。

（六）定期复查

应每隔 3 个月对患牙进行复查，常规拍摄 X 线片，以检查根尖形成及根尖周病变的情况。如果牙根未继续形成或氢氧化钙碘仿糊剂已被吸收，通常需要及时更换，直至根尖形成或根端闭合为止。

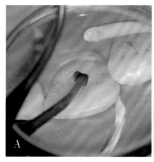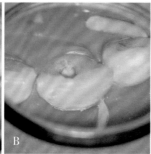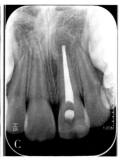

图5-4-3　药物充填

A.牙科显微镜下根管内注入药物；B.药物注满根管；C.根尖X线片示充填效果

（七）永久充填

根尖诱导后，牙根发育可能出现以下4种类型：①根尖继续发育，管腔缩小，根尖封闭；②根管腔无变化，根尖封闭；③X线片上未显示牙根发育，但根管内探测有阻力，说明根尖处有钙化屏障；④X线片见根端1/3处形成钙化屏障。

在患牙无疼痛、无叩痛、无明显松动、窦道闭合，根管内药物干燥，X线片显示如上述根尖形成或根管内探查根尖端有钙化物沉积、根端闭合良好后，可行常规根管充填，并完成冠部修复。

六、注意事项

1.消除根尖周病变及促进根尖形成的关键是彻底清除根管内的感染物。

2.根管内操作时，应避免超预备损伤根尖部的牙乳头及上皮根鞘。

3.对于根端管壁喇叭口状的患牙，采用根尖诱导成形术治疗相对较为困难，而平行状和内聚状的治疗效果更为理想。

七、实习评分

1.评定对根管预备的掌握情况，包括根管工作长度的确定及根管内感染物去除。

2.评定药物诱导时根管内糊剂充填情况。

<h1 style="text-align:center">第五节　根尖屏障术</h1>

一、课前导读

1. 根尖屏障术的概念和适应证。

2. 牙科显微镜下根管直线通路的建立以及根尖屏障材料的放置。

3. 根尖屏障术的优缺点。

二、学习内容

1. 牙科显微镜下建立根管直线通路。

2. 牙科显微镜下于根尖区放置并严密充填 MTA。

三、术前评估

1. 研读术前 X 线片或 CBCT，粗略测量患牙的长度和根尖孔直径大小，评估根尖周破坏情况与牙根发育情况。

2. 严格掌握适应证和禁忌证。其中，适应证包括：牙髓坏死或伴有根尖周炎症，且根尖孔未完全闭合的恒牙；根尖诱导成形术或牙髓血运重建术失败的患牙。禁忌证包括：活髓牙；牙根过短的牙齿；有牙周组织破坏的牙齿。

四、器械和药品

（一）主要设备和仪器

口腔综合治疗台，牙科显微镜，橡皮障系统，高速手机及车针，超声治疗仪及工作尖，显微口镜，Stropko 微冲洗器，微吸引器，显微根管锉，根管口探针，K 锉，侧方开口冲洗针头，MTA 输送器，根管长度测量仪，热牙胶充填系统，垂直加压器。

（二）主要药品与材料

MTA，1% ～ 5.25%NaClO 溶液，生理盐水，17% EDTA 溶液，吸潮纸尖，氢氧化钙糊剂，暂封材料。

五、方法和步骤（图5-5-1）

（一）术区隔离与椅位调节

使用橡皮障隔离术区，并对隔离区进行消毒。调节医生和患者的椅位，调节显微镜使视野清晰，易于观察和操作。

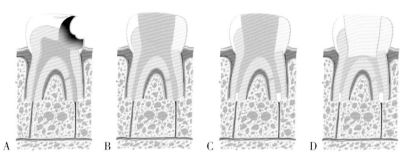

图5-5-1 根尖屏障术的基本流程

A. 适应证的选择；B. 直线通路的建立以及根管的清理；C. 根尖区MTA的放置；D. 根管上段热牙胶的回填与冠部封闭

（二）建立直线通路（图5-5-2）

开髓并揭尽髓顶，去除阻碍根管直线通路建立的牙本质突起，要求可以在牙科显微镜下直视到患牙的根尖区域。

（三）确定工作长度

寻找适合患牙根尖孔孔径大小的K锉探查根管，配合根管长度测量仪测量牙根长度，确定标记点，并拍摄术中X线片加以验证，从而确定工作长度（图5-5-3）。

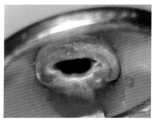

图5-5-2 建立根管直线通路

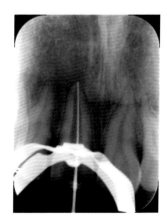

图5-5-3 确定工作长度

（四）根管清理与化学预备

使用显微 K 型根管锉去除根管内残余的感染或坏死的牙髓组织。由于患牙根尖孔粗大，常规的器械预备往往难以彻底清除感染，故采用足量 1%～5.25%NaClO 溶液与 17%EDTA 溶液交替冲洗根管，同时配合超声荡洗，以彻底清除根管内的感染物质。在这个过程中，超声的荡洗针头不能超出根尖孔，以免进一步损伤根尖周组织。

（五）根管消毒

在根管清理完成后，用吸潮纸尖干燥根管，将氢氧化钙糊剂注入根管，注意边注入边后退，直至氢氧化钙糊剂充满整个根管，放置干燥棉球，用暂封材料封闭窝洞。

（六）放置根尖屏障材料

预约患者 1 周后复诊，检查患牙的临床症状和体征是否消失。若患牙仍有叩诊疼痛或牙龈明显红肿、窦道、瘘管等，建议继续换药；若患牙症状完全消失，则进行以下步骤。

用橡皮障隔离患牙后，去除原有的暂封及棉球。再次用足量 1%～5.25% NaClO 溶液与 17%EDTA 溶液交替冲洗根管，去除根管内的氢氧化钙糊剂。在这个过程中也可以配合 K 锉轻轻转动、沿根管壁提拉，以帮助清理根管壁上残留的氢氧化钙糊剂。终末以 1%～5.25%NaClO 溶液冲洗。使用吸潮纸尖干燥根管。临床上使用硅钙基水门汀作为根尖屏障材料。本部分以 MTA 为例，介绍根尖屏障材料的放置方法：将 MTA 按粉液比 3：1 调拌成糊状，用 MTA 输送器将新鲜调制的 MTA 放置于根尖区域，用垂直加压器适当加压，压紧 MTA，并使其与根尖处的根管壁紧密贴合。反复添加 MTA，直至充填厚度约为 3～4mm，形成良好的根尖屏障。清理根管上段多余的 MTA，将生理盐水湿润的小棉球封于根管中上段，为 MTA 的硬固提供湿润的环境。最后用暂封材料封闭窝洞。

拍摄 X 线片，确认 MTA 的位置、厚度以及充填密实情况。若充填效果不理想，则重复上述步骤（图 5-5-4）。

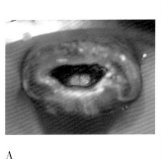
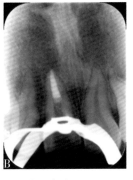
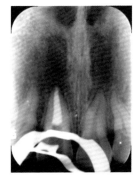

图5-5-4　根尖区域MTA放置完成　　图5-5-5　X线片示根管
A.显微镜下根尖MTA；B.根尖X线片　　上段回填完成情况

（七）根管充填

MTA 固化大约需要 4 小时，一般可安排患者 1 ～ 2 天后复诊。复诊时，先去除原有的暂封及棉球，用显微根管锉或根管口探针探查 MTA 是否完全硬固，确认 MTA 完全硬固后，使用热牙胶注射技术分段根充，并用垂直加压器压实，用暂封材料封闭窝洞。

拍摄 X 线片评估根管充填质量（图 5-5-5）。若根管充填满意，则完成冠部充填或修复治疗。

（八）定期随访

术后 6、12、24 个月复查，根据相关的临床和 X 线片表现评估患牙的疗效，包括：患牙有无疼痛或其他不适症状，有无叩痛，有无松动度，周围牙龈有无红肿、瘘管或窦道，以及患牙根尖周病变有无好转等。

六、注意事项

1. 根尖屏障术的原则是建立根尖止点，以进行后续的根管充填。

2. 在操作过程中，要防止将根尖屏障材料推出根尖孔，以免造成根尖周组织发生炎症。临床上也可以在根尖孔处预先放置可吸收的胶原膜防止材料的超填。

3. 现有的研究认为，在根尖屏障材料封闭根尖区域后，对于根尖孔直径大于 1mm 的患牙，其实没必要在上段放置湿润的棉球。

4.行根尖屏障术的患牙因根管壁薄、牙根长度短等，后期牙折的风险常较大。

七、实习评分

1.评定操作过程中术者体位及牙科显微镜调节是否正确。

2.评定对术中直线通路建立的掌握情况。

3.评定对根尖屏障材料放置位置与严密充填的掌握情况。

第六章　显微根管外科手术

第一节　显微根尖手术

一、课前导读

1. 显微根尖手术的定义和目的。
2. 显微根尖手术与传统根尖手术的区别。
3. 显微根尖手术的适应证和禁忌证。

二、学习内容

1. 显微根尖手术的术前评估。
2. 显微根尖手术的材料和器械。
3. 显微根尖手术的基本步骤。

三、术前评估

（一）显微根尖手术的病例选择

对于根管治疗效果不佳的病例，应综合考虑根管充填质量、冠方封闭、冠方通路等因素，选择根管再治疗、显微根尖手术或拔除。若根管充填质量、冠方封闭不佳，应优先选择根管再治疗；若冠方通路不良或冠方通路创伤过大，则优先考虑外科手术治疗。

1. 显微根尖手术的适应证

（1）根管（再）治疗完善，但仍有症状或体征，或根尖周低密度影无减小者。

（2）因解剖性因素无法完成较完善的根管治疗者，如特殊根管系统（峡部、侧支、畸形根面沟、牙中牙等）、根管钙化、根尖孔敞开、根尖骨穿孔等。

（3）因医源性因素不能进行根管（再）治疗者，如粗大根管桩、穿孔、根管偏移、根管内或根管外异物，以及根管治疗不完善（超充、欠填、遗漏根管）等。

（4）根折、根裂，但仍有保留价值的患牙。

（5）根尖手术失败者。

2. 显微根尖手术的禁忌证

（1）伴有全身严重系统性疾病或不能配合的患者。

（2）无保留价值的患牙。

（3）单根牙牙根短。

（4）重度牙周病。

（二）术前评估及准备

术前需了解患者的全身情况，结合患者的口腔检查、影像学检查结果，并通过术前谈话确定方案，判断患者是否适合进行显微根尖手术。

1. 全身基本情况

了解患者的全身基本情况，排除全身严重系统性疾病，特别询问患者的心血管疾病（高血压、心肌梗死、心内膜炎等）、糖尿病、血液疾病、传染病、癌症、癫痫等既往病史，以及既往和现在用药情况、过敏史、手术史、放化疗史、免疫抑制治疗史等；同时，确认患者近半年内有效验血报告，包括血常规、凝血功能、传染病四项（乙肝三系、丙肝、梅毒、艾滋病）、生化功能，进一步排查手术的禁忌证。

2. 口腔检查

根据患者的主诉，检查患牙的牙体条件、牙周条件、黏膜状况等基本情况。①牙体条件：检查牙体有无龋坏、叩痛、隐裂纹，以及充填体或修复体的质量等，评估冠方封闭性。②牙周条件：检查患牙有无牙周袋、根分叉病变以及患牙的松动度、口腔卫生等，合并牙周病变的患牙手术预后相对较差，手术可考虑结合引导组织再生术（guided tissue regeneration，GTR）治疗，术前需进行牙周基础治疗。③黏膜情况：有无窦道或肿胀，窦道或肿胀的位置，黏膜有无其他病变，分析窦道或肿胀的来源，亦有利于手术对根尖的定位。

3. 影像学检查

进行 X 线片和 CBCT 检查，通过影像学检查充分了解根管类型、牙根形态、根尖周病变的位置、毗邻的重要解剖结构（上颌窦、下颌神经管等）、唇颊侧皮质骨的完整性，测量根尖周病变的大小、牙根长度、根尖皮质骨厚度、根尖 3mm 皮质骨到舌侧根管壁的厚度、病变到毗邻的重要解剖结构的距离等，预估手术难度及相应的风险。

4. 术前谈话

与患者讲解手术的一般流程和必要性，告知其显微根尖手术治疗费用、术中可能存在的风险及术后并发症等，签署手术知情同意书和费用知情同意书。

四、材料和器械

（一）主要设备和仪器

口腔综合治疗台、牙科显微镜、45°仰角高速手机及车针、超声治疗仪及倒预备工作尖、Stropko 微冲洗器、微吸引器、组织牵拉器械、显微根尖手术器械（剥离器械、挖匙、显微探针、显微口镜、倒充填器）、刀柄、刀片、牙周探针、缝针缝线、剪刀、局部麻醉注射器、冲洗注射器（图 6-1-1 至图 6-1-8）。

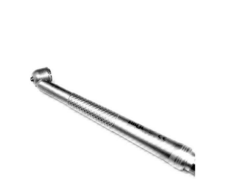

图6-1-1　45°仰角高速手机

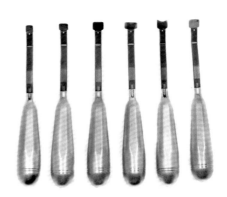

图6-1-2　Kim Trace组织牵拉器械

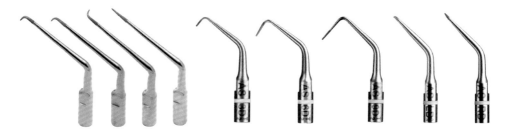

图6-1-3　倒预备超声工作尖

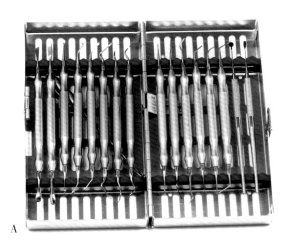

A

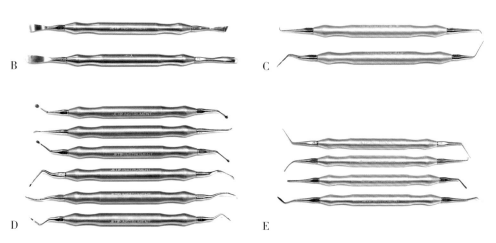

B

C

D

E

图6-1-4　显微手术器械

A.套装；B.剥离器械；C.短探针和长探针（牙周探针）；D.挖匙及刮治器；E.倒充填器械

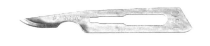

图6-1-5　15C刀片

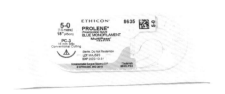

图6-1-6　5-0缝线

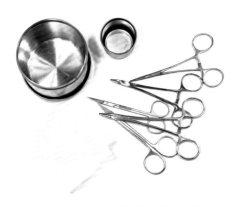

图6-1-7 手术护理器械（药杯、纱布、持针器、线剪、组织剪、血管钳）

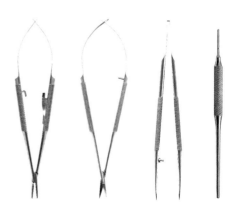

图6-1-8 显微器械——持针器、线剪、镊子、刀柄

（二）主要药品与材料

麻药（阿替卡因肾上腺素注射液、盐酸利多卡因注射液）、倒充填材料（MTA、iRoot BP plus 等）、止血材料、亚甲蓝、生理盐水等（图 6-1-9 至图 6-1-12）。

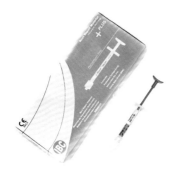

图6-1-9 倒充填材料

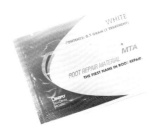

图6-1-10 MTA

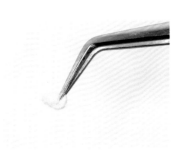

图6-1-11 止血棉球

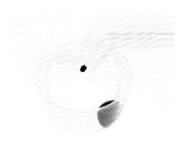

图6-1-12 亚甲蓝

五、方法与步骤

（一）术前麻醉、消毒铺巾

患者取仰卧位进行充分的局部麻醉，麻醉范围为患牙及其近远中各 2 颗牙，以保证局麻时效及适当的止血效果。通常使用含 1 ∶ 10 万肾上腺素的 4% 阿替卡因肾上腺素注射液或含 1 ∶ 5 万肾上腺素的 2% 盐酸利多卡因注射液。上颌牙，先在唇颊侧进行局部浸润麻醉；上颌前牙，在切牙管附加鼻腭神经阻滞麻醉；上颌后牙，则在腭大孔附加腭大神经阻滞麻醉。下颌牙，需进行同侧下牙槽神经和颊长神经阻滞麻醉，及颊舌侧局部浸润麻醉。

对患者口腔黏膜、颌面部皮肤消毒，铺巾，并在其口角涂布凡士林或金霉素眼膏等润滑口角。

（二）调整操作体位

调节患者、医生椅位，调节牙科显微镜焦距及放大倍数使视野清晰，易于操作和观察（图 6-1-13）。

显微根尖手术常规配有两位助手：一助位于患者左侧，负责吸唾及牵引；二助位于患者右侧或头位，负责传递器械、调配材料及冲洗术区。手术过程中，术者及助手应尽可能减少交流，以减轻患者的紧张情绪，同时助手应关注患者情绪，对患者进行安抚。

术者体位：术者一般位于患者 12 点位；在进行右下颌磨牙手术时，术者位于患者右侧。术者需放松全身肌肉，大腿与地面平行，腰背及颈椎挺直，目视前方（显微镜目镜）。

患者体位：因手术时间长，应尽可能使患者调整至舒适的体位，可借助颈枕、腰枕等用具。先将牙椅放平，根据不同牙位将患者调整至术区正对显微镜镜头：上颌牙手术时，嘱患者低头，显微镜灯光略向术者反方向调整，正对术区；下颌牙手术时，嘱患者仰头，显微镜镜头略向术者调整，正对术区；后牙手术时，根据不同牙位调整患者侧身，背后放置腰枕。

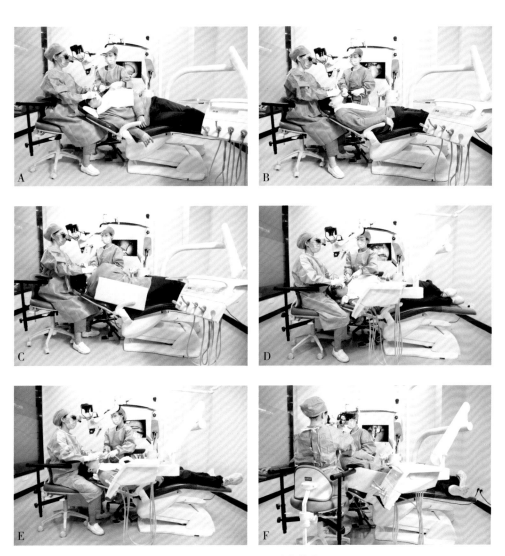

图6-1-13（1）　手术体位

A～F. 分别为左上后牙、上前牙、右上后牙、左下后牙、下前牙、右下后牙的手术体位。其中，右下后牙时，术者位于患者右侧；其余牙位时，术者位于患者12点位

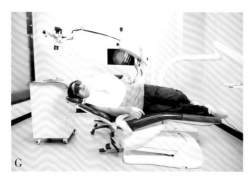

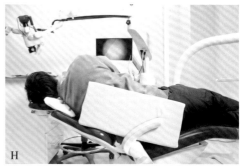

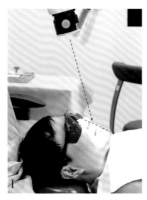

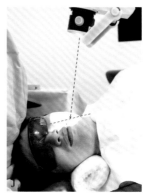

图6-1-13（2） 手术体位

G～H. 为后牙体位，根据不同牙位调整患者体位：前磨牙，患者略侧躺；磨牙，患者完全侧躺，使术区位于镜头下。可借助腰枕、颈枕使患者处于舒适的位置。I. 上颌牙手术时，嘱患者低头，显微镜略向术者反方向调整，使显微镜与牙长轴呈锐角。J. 下颌牙手术时，嘱患者仰头，可使用颈枕，显微镜略向术者调整，使显微镜与牙长轴呈钝角

（三）切开翻瓣

1. 翻瓣的要求

显微根尖手术的软组织瓣膜为全厚黏骨膜瓣。翻瓣应在保护周围组织健康和不损伤瓣膜血液循环的前提下，建立能毫无阻挡地到达患牙根尖的通路，充分暴露术区。瓣膜大小常规包含患牙近远中各 1 颗邻牙，必要时适当扩大术区。

2. 水平切口的种类

水平切口可分为龈沟内切口、膜龈切口、保留龈乳头的龈乳头基部（papilla base incision，PBI）切口（表 6-1-1）。

表 6-1-1 水平切口的分类及应用范围

分类	方法	应用范围	优点	缺点
龈沟内切口	在龈沟内沿着牙颈部紧贴根面切至牙槽嵴顶	不适用于全冠修复者	避免术后瘢痕形成	易发生牙龈退缩
膜龈切口	在附着龈上平行于龈缘做水平波浪形切口	上前牙常用的美学瓣设计，但不适用于附着龈窄者	避免龈缘退缩	如果切口过于接近根方，术后会有瘢痕形成；出血多，组织瓣易发生收缩
PBI切口	先垂直切开龈乳头深约1.5mm，再向根方切斜切至牙槽嵴顶	前牙	保留龈乳头完整性，避免牙龈退缩	技术不佳易发生缺血坏死，对美学造成破坏性影响；牙间缝合困难

3. 瓣膜类型

水平切口附加垂直切口形成组织瓣膜。

（1）三角瓣：龈沟内切口在近中附加垂直切口形成三角瓣。其优点是减少对组织瓣血供的破坏；缺点是术区视野小。多用于后牙病例，也适用于牙根短、病变范围小的前牙。

（2）矩形瓣：龈沟内切口在近远中附加垂直切口形成矩形瓣。其优点是术区视野好；缺点是对术区组织瓣血供破坏较大，对位缝合难度大。也适用于前牙病变范围大、牙根长或附着龈窄的美学要求不高的病例，一般不用于后牙。

（3）膜龈瓣：膜龈切口再附加垂直切口形成膜龈瓣，水平切口与垂直切口交角应圆钝平滑，以利于缝合和愈合。其优点是术后牙龈退缩少，近远中都附加垂直切口时视野大；缺点是水平切口易切断垂直向的纤维和血管，出血多，瓣膜易发生收缩。适用于前牙牙根长、附着龈宽的全冠修复的病例。

（4）龈乳头基底瓣：PBI切口附加垂直切口形成龈乳头基底瓣。其优点是可保护龈乳头，适用于前牙。

4. 切开

显微根尖手术常用 15C 刀片，选择合适的水平切口并附加垂直切口。切开时要求切口光滑连续，切透至骨皮质，尽量一次完成，水平切口与垂直切口连接处应圆钝。此外，可选用 12D 刀片，因其刀片弧形设计与牙颈部凸度相似，可用于龈沟内切口和上下颌磨牙远中颈部区域。

5. 翻瓣

用骨膜剥离器循切口进入，一般先从水平切口与垂直切口交角处进入，骨膜剥离器凹面朝向骨面，逐步从冠方向根方推进，钝性分离形成合适的黏骨膜瓣。遇到根尖周肉芽组织或窦道处有粘连时，可用 15C 刀片进行锐性分离。

（四）牵　拉

翻瓣后用拉钩牵拉开黏骨膜瓣，完整暴露术区。拉钩要求稳固置于健康骨面，充分暴露术区，避让重要解剖结构（如颏孔等）。

（五）定位根尖

根尖定位常用以下几种方法（图 6-1-14 至图 6-1-17）：

1. 当根尖区有骨皮质缺损时，可直接根据骨缺损处定位根尖。

2. 当根尖区有骨缺损但骨皮质完整时，可用尖的显微探针探查骨缺损，通常可以穿透骨皮质探查到根尖周骨缺损。

3. 当有骨皮质缺损但不在根尖处，或无骨缺损时，其定位方式有以下几种：①根据术前 X 线检查或术前病历获得牙根长度，根据牙根长度用牙周探针定位根尖；②在翻瓣后可辨别牙根形态时，可根据牙根形态定位根尖；③可在术前根据 CBCT 制作导板定位根尖；④开窗后鉴别牙槽骨和牙根，牙槽骨色白、质软、易出血，而牙根色微黄、半透明质、硬、不出血，也可通过亚甲蓝染色辨别牙周膜；⑤还可以在开窗处放置牙胶等阻射物，术中拍摄 X 线片定位根尖。

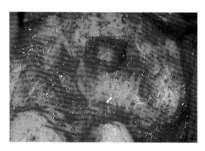

图6-1-14　根尖区有骨缺损，直接定位根尖

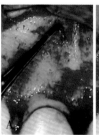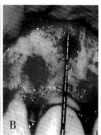

图6-1-15　骨缺损不在根尖时，可用牙周标针定位根尖

A. 用短探针探及骨缺损；B. 结合牙周探针确认根尖位置

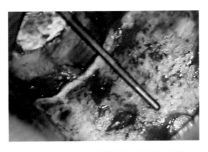
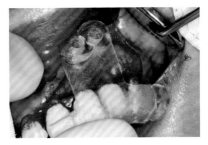

图6-1-16　骨皮质缺损不在根尖处，用牙周探针定位根尖　　　　图6-1-17　制作导板定位根尖

（六）开窗去骨

研究表明，减小开窗去骨范围可减轻术后不适，加快愈合速度。因此，在保证术区视野及可去尽炎症组织的前提下，开窗去骨应尽可能小。当术区存在 2 个及以上独立的病变区域时，应分别定位根尖去骨开窗（图 6-1-18）。开窗直径要求一般为 3 ～ 4mm，足以让 3mm 长的超声工作尖尖端在骨腔内自由振动。

定位好根尖后，使用仰角高速手机及裂钻去骨开窗。若患牙唇颊侧骨皮质完整且根尖牙槽骨破坏情况不明显，则骨开窗直径约为 4mm；其余情况则视牙槽骨的破坏范围确定骨开窗大小，保证根尖暴露并去尽肉芽组织。研究表明，若骨窗冠方边缘与牙槽嵴顶的距离小于 3mm，则会影响预后。因此，在去骨过程中应尽量保留患牙唇颊侧冠方骨板，如需扩大直径，则应向根方偏移。

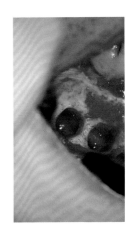

图6-1-18　右下第一磨牙近中根和远中根根尖均有炎症，分别定位根尖去骨开窗

（七）根尖周刮治

病损区域暴露后，在显微镜中倍放大倍数（8 ～ 16 倍）下，选择合适的挖匙刮尽病损区域所有病变组织、异物，包括根尖唇颊侧、近远中侧及舌腭侧。在牙根有明显病变时，需对病变牙根进行处理。当根尖舌腭侧的炎症组织难以刮尽时，可先切除根尖再行进一步刮治。当舌腭侧病变范围较大时，可适当扩大去骨面积，

并用有角度的牙周刮治器深入牙根舌腭侧进行刮治。刮治时应用手指保护舌腭侧黏膜防止损伤。刮治时将挖匙凹面朝向骨腔，用挖匙的锐利边缘楔入病变组织与骨腔之间，沿骨壁向深部推进，使病变组织与骨腔分离，用镊子尽量完整地取出病变组织。取出的病变组织应立即放入10%甲醛溶液中固定，待病理学诊断。

（八）根尖切除

在显微镜低放大倍数（3～8倍）下，使用45°仰角手机和裂钻切除根尖3mm，断面角度尽量垂直于牙长轴（图6-1-19）。

（九）止血、探查

术中可使用含肾上腺素的小棉球进行有效止血。止血后取出止血棉球，用1%亚甲蓝溶液染色根尖周10～15秒，再用生理盐水冲

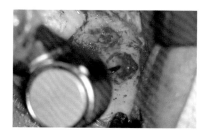

图6-1-19　根尖切除

洗掉多余的色素并干燥术区，在高倍镜（16～30倍）下探查。首先观察切除的根尖周围是否有连续的牙周膜，以明确根切是否完全；再探查根管治疗失败的原因（图6-1-20至图6-1-23）。

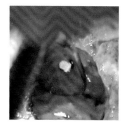
图6-1-20　微渗漏

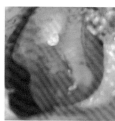
图6-1-21　峡区

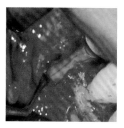
图6-1-22　根裂

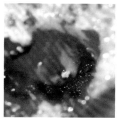
图6-1-23　分离器械

（十）根尖倒预备

用超声工作尖倒预备根尖3mm，方向与牙长轴平行（图6-1-24至图6-1-25）。

（十一）倒充填

用生理盐水冲洗，显微口镜检查确认无牙胶等碎屑残留，彻底止血干燥，注意应用Stropko显微三用枪吹干倒预备后的根管，然后在中倍镜（8～16倍）下

用倒充填器将倒充填材料输送进根管内进行充填，压实，最后在高倍镜（16～30倍）下进行观察，并用生理盐水小棉球擦拭根端，去除多余的倒充填材料（图6-1-26）。

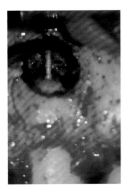 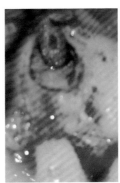 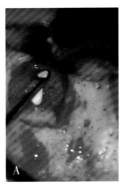 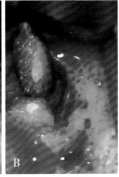

图6-1-24　倒预备　　图6-1-25　高倍镜下　　　　图6-1-26　倒充填
　　　　　　　　　　　观察是否倒预备完全　　　A.倒充填；B.倒充填完成

临床上应用的根尖手术倒充填材料种类繁多，包括以前的银汞合金、牙胶、树脂和复合体、玻璃离子水门汀、氧化锌丁香酚，以及现在常用的 MTA、生物活性陶瓷材料、生物活性牙本质替代物 Biodentine 等。

（十二）清理、缝合

进一步刮除根尖周肉芽组织，用生理盐水冲洗，搔刮根尖周病损区使血液充盈；将黏骨膜瓣复位，用湿纱布轻压黏骨膜瓣，去除瓣膜下积液，使瓣膜紧贴于骨面；用 5-0 或 6-0 外科缝线缝合关闭创口。先将龈乳头处缝合，水平切口采用悬吊缝合（龈沟内切口）或间断缝合（膜龈切口），垂直切口采用间断缝合或毯式缝合。

（十三）术后护理

术后用湿纱布压迫术区 3～5 分钟，确定无出血。拍摄术区 X 线片，确认倒充填到位。

（十四）术后医嘱

1. 术后半小时内不宜漱口，不宜牵拉嘴唇触碰伤口。若有少量出血，为正常现象；若有大量出血，应及时就诊。

2. 保持口腔卫生，术后当天不宜刷牙，术后第 2 天可以轻柔刷牙，24 小时后可使用漱口水。

3. 术后第 1、2 天用冰袋间歇性冷敷术区。若术后第 3 天仍有肿胀，则需热敷。

4. 创伤较大者，术后口服抗生素 2 ～ 3 天，疼痛时口服止痛药。术后第 2 ～ 3 天，如疼痛加重，应及时就诊；术后第 4 天，如肿胀仍严重，需静脉输液抗炎消肿治疗。

5. 术后 3 天内进食温软食物，忌辛辣刺激食物，忌烟酒。

6. 术后如果出现下嘴唇麻木，应及时就诊。

7. 术后 5 ～ 7 天拆线。

（十五）术后随访及疗效评价

术后 1 个月、3 个月、6 个月、1 年随访，确定初步疗效。随后，每隔 1 年随访，观察远期疗效。随访内容包括临床检查（症状和体征）以及影像学检查。

1. 临床检查

患者自觉症状：是否有肿痛、流脓、咬合痛等自觉不适症状。

临床体征：检查患牙是否有叩痛（包括水平向和垂直向），是否有松动，黏膜是否有窦道或脓肿形成，根尖区是否有扪诊疼痛或不适，是否有牙周袋形成。此外，应注意是否有咬合高点，如有，需进行调𬛞。

2. 影像学检查

术后 3 个月、6 个月、1 年拍摄 X 线片，必要时拍摄 CBCT 明确。

根据临床检查和影像学检查对术后疗效进行评估，评估结果如下。

成功：无自觉症状，无体征，影像学评估为完全愈合、好转或不完全愈合。

失败：有自觉症状和体征，或影像学评估为不满意愈合。

不明确：无自觉症状，无体征，影像学因时间短而改变不明显或为不确定愈合。

对成功和不明确的病例，继续定期随访；对失败的病例，分析失败原因，再次行显微根尖手术或拔除。

六、注意事项

1. 切口应在健康骨组织上，瓣膜应包含窦道且切口避让窦道；切口应注意避让系带、颏孔、肌肉附着点、骨隆突等解剖结构；注意保护龈乳头；瓣膜基底部应不小于游离端，保证瓣膜有足够的血供；翻瓣时应小心细致，避免瓣膜撕裂、穿孔。

2. 不宜长时间翻开瓣膜，瓣膜易发生脱水收缩，因此应定时对瓣膜进行放松复位、冲洗或用湿纱布按压。

3. 根尖切除后，亚甲蓝染色确定是否形成完整的牙周膜染色痕迹，防止截根不全。

4. 术中要在高倍显微镜下探查和分析根管治疗失败的原因。

5. 倒预备时要确定倒预备的方向。当听到高音调的切削声音时，应注意此时是在切削牙本质而不是牙胶，应调整工作尖的方向。

6. 倒充填时应吹干根尖段根管，有利于倒充填的密合性。

七、实习评分

1. 评定操作过程中术者体位及牙科显微镜调节是否正确。

2. 评定切口及瓣膜是否符合设计原则。

3. 评定根尖定位是否准确。

4. 评定去骨开窗是否微创、准确。

5. 评定根尖切除的长度、角度是否准确。

6. 评定倒预备的方向、长度是否准确、到位。

7. 评定倒充填是否到位。

8. 评定缝合是否严密。

附：显微根尖手术术后随访影像学检查对愈合效果的评价

1. Molven 二维愈合分类

完全愈合：①根尖周低密度影消失，硬骨板完整，牙周膜间隙正常；②根尖周牙周膜间隙增宽，小于正常牙周膜间隙宽度的 2 倍；③根尖周没有明显牙周膜间隙影像。

不完全愈合（瘢痕愈合）：①根尖周低密度影范围缩小，硬骨板不完整，低密度影周围常有不对称的呈放射状的边界；②根尖周硬骨板完整，低密度影与牙周膜间隙不连续。

不确定愈合：根尖周低密度影范围缩小但不明显，大于正常牙周膜间隙宽度的 2 倍，硬骨板不完整。

不满意愈合（失败）：根尖周低密度影范围增大或不变。

2. 宾夕法尼亚大学三维愈合分类

根尖片从二维角度分析愈合程度有一定局限性，无法显示颊舌向的愈合，且投射角度不同，容易导致误判；而 CBCT 从三维上分析愈合，较二维更加准确。宾夕法尼亚大学从截根表面根周膜的愈合、截根周围骨质的愈合以及骨皮质的愈合三个方面建立了三维愈合分类。

完全愈合：①根尖周低密度影消失，硬骨板完整，牙周膜间隙正常；②根尖周牙周膜间隙增宽，小于正常牙周膜间隙宽度的 2 倍；③根尖周牙周膜间隙在倒充填材料处增宽；④根尖周硬骨板完整，但根尖区骨密度较周围健康骨质低；⑤根尖周没有明显牙周膜间隙影像。

有限愈合：①根尖周低密度影范围明显缩小，但唇颊侧骨皮质仍不连续；②根尖周新骨生成，但密度低于正常骨质；③唇颊侧骨皮质完整连续，但根尖周仍存在低密度影。

不满意愈合：根尖周低密度影范围增大或不变。

可见三维愈合的完全愈合和不满意愈合与二维愈合一致，三维愈合的有限愈合对应二维愈合的不完全愈合和不确定愈合。

第二节　显微牙根外科手术

一、课前导读

1. 显微牙根外科手术的定义及目的。
2. 显微牙根外科手术的病例筛选。

二、学习内容

1. 显微牙根外科手术的术前评估。
2. 显微牙根外科手术的手术流程。

三、术前评估

显微牙根外科手术是指对发展不平衡的多根牙根尖周病损分离去除病变较重的一部分牙根或冠根组织而保存相对健康的部分冠根组织的一种方法,包括截根术、分根术和牙半切术。截根术通常适用于上颌磨牙,也可在下颌磨牙进行,指将多根牙不能保留的牙根自冠根结合处截断并去除,保留冠部牙体组织(图6-2-1)。分根术仅适用于下颌磨牙,是将下颌磨牙沿牙长轴颊舌向通过根分叉区截开,形成两个独立的单根牙并予以保留。牙半切术是指将下颌磨牙不能保留的牙根及其相对应的牙冠一起切除,仅保留病变较轻或正常的半侧(图6-2-2)。截根术由于不涉及患牙牙冠,咬合时患牙承受的咬合负担变化不大;而剩余牙根在承受正常咬合负担时,牙周膜内可产生较大的应力值,对患牙不利。而

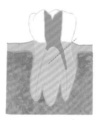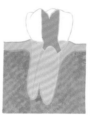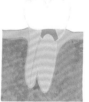

图6-2-1　截根术示意

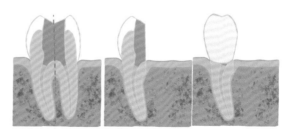

图6-2-2　牙半切术示意

分根术或牙半切术更符合生物学要求。

显微牙根外科治疗后，患牙的长期预后很大程度上取决于适应证的选择及后期的冠部修复。因此，对于发展不平衡的多根牙根尖周病损，是否需要行显微牙根外科治疗以及选择哪种手术方式是需要我们思考和掌握的。

（一）临床可以考虑行截根术的常见情况

1. 多根牙的一个根牙周组织破坏严重，且有Ⅲ度或Ⅳ度根分叉病变，而其余牙根病变较轻、牙齿松动不明显者。

2. 多根牙的一个根发生纵裂或横折，而其他根完好者。

3. 多根牙的一个根有严重的根尖周病变且根管不通或分离器械不能取出，影响根尖周病变愈合者。

（二）临床可以考虑行分根术的常见情况

下颌磨牙根分叉区Ⅲ度或Ⅳ度病变，局部深牙周袋不能消除，且患牙的两个根周围有充分的骨支持，患牙无明显松动者。

（三）临床可以考虑施行牙半切术的常见情况

1. 多根牙中仅涉及一根的严重垂直骨吸收，牙周基础治疗及翻瓣术效果不佳者，其余牙根有足量骨支持，患牙不松动，并能进行根管治疗。

2. 涉及一根的严重牙根内吸收或外吸收者。

3. 髓室底或髓室、根管侧壁穿孔无法修补者。

4. 涉及一根的根裂、根折或外伤牙折折裂线位于龈下过深者。

5. 严重龋坏位于龈下或根分叉区者。

6. 患牙需留做基牙的，尤其当患牙为牙列最远端的牙时，牙半切术后余留牙体可做义齿基牙，避免做单端修复体。

（四）选择适应证时还应考虑以下因素

1. 患牙牙根长度和形态：如对保留的牙根骨内根长过短或牙周支持骨量不足，牙根弯曲或锥形根等，手术后不足以支持牙齿行使功能的患牙，不建议行手术治疗。

2. 根分叉角度：根分叉角度大，易于治疗和手术。牙根聚拢或融合则不适宜行手术治疗。

3.根柱（从釉牙骨质界到根分叉的距离）的长度：根柱短的患牙适合手术治疗，且操作容易。相反，根柱长、根分叉区接近根尖的患牙，不适合手术治疗。

4.对保留的牙根需行完善的根管治疗，以获得良好的根管系统封闭，减少术后并发症的发生。

5.牙齿松动度：如患牙松动度已达到或超过Ⅱ°，则不建议行手术治疗。

6.其他：如患牙在牙弓中的位置不佳或倾斜，有健康邻牙在义齿修复中提供足够支持力，保留患牙意义不大，则不建议手术治疗。

术前应对患牙进行完善的根管治疗及冠方充填修复，并调合以减轻患牙的咬合负担。结合临床和X线检查制定手术方案及进行可行性分析。临床检查包括患牙牙周袋的深度、牙周附着丧失量、根分叉病变的程度、松动度等。通过术前根尖片及CBCT检查，明确患牙牙根的形态及长度、牙根分叉角度、邻近的重要解剖结构等。了解患者的全身基本情况，排除伴有全身严重系统性疾病或配合性差者。向患者讲解手术的一般流程和必要性，告知其显微牙根外科手术的治疗费用、术中可能存在的风险及术后并发症等，签署手术知情同意书和费用知情同意书。确认患者近半年内的有效验血报告，其内容包括血常规、凝血功能、传染病四项（乙肝三系、丙肝、梅毒、艾滋病）及生化功能，进一步排查手术的禁忌证。

四、器械和材料

（一）主要设备和仪器
口腔综合治疗台，牙科显微镜，拔牙钳，牙挺，血管钳，高速手机及车针，缝针，缝线，剪刀。

（二）主要药品与材料
阿替卡因肾上腺素注射液，盐酸利多卡因注射液。

五、方法和步骤

（一）麻醉与铺巾
麻醉与铺巾同第一节。

（二）切开翻瓣

在患牙及邻近一颗牙齿作龈沟内切口，近中加垂直松弛切口，用骨膜剥离器循切口进入，紧贴骨面翻起角形黏骨膜瓣。翻瓣后用龈瓣牵引器牵开黏骨膜瓣，完整暴露术区。

（三）牙根切除或分根

彻底清创，充分暴露根分叉区。

截根术是在牙科显微镜下使用高速手机在根分叉水平自冠根结合处将患根截断并取出，注意要将分叉处完全切去，切忌残存树桩状的根面倒凹。修整截根面的外形，从分叉区到牙冠接触区呈流线斜面，形成良好的解剖学外形，便于患者保持良好的口腔卫生。

分根术是在牙科显微镜下使用高速手机顺着牙体长轴沿患牙颊舌侧发育沟切开，形成两个独立的单根牙，修正近远中两半牙齿的外形。相似地，牙半切术同样是从根分叉处将患牙分为近、远中两部分，切割的位置可以稍偏向患侧处，以多保留健侧的冠根。拔除患侧的冠根，搔刮牙槽窝及原根分叉区的病变组织，必要时做骨修整。修整保留冠根的边缘，形成良好的牙体外形。

（四）冲洗术区，龈瓣复位缝合

进一步刮除根尖周肉芽组织，用生理盐水冲洗，搔刮根尖周病损区使血液充盈；将黏骨膜瓣复位，用湿纱布轻压黏骨膜瓣，去除瓣膜下积液，使瓣膜与骨面紧贴；用5-0或6-0外科缝线缝合关闭创口。先将龈乳头处缝合，水平切口采用悬吊缝合（龈沟内切口）或间断缝合（膜龈切口），垂直切口采用间断缝合或毯式缝合。

（五）术后愈合及护理

术后医嘱同一般牙周手术。术后，患牙松动度可能会即刻增加，应嘱患者3～4周内不要用患牙咀嚼。分根术患牙愈合期间最好制作暂时冠，以利于形成牙间乳头，待6～8周后可进行冠修复。

（六）术后随访

术后1个月、3个月、6个月及1年定期复查，以后常规每半年复查一次。

截根术后最常见的并发症是余留牙根发生根折。发生根折的主要原因是患牙支持作用减小，受力方向改变，原有的轴向力变为侧向力，对患牙造成创伤。造成根折的常见原因还有术前未做调𬌗或根管治疗过程中造成的根管壁过薄。

截根术后常见的并发症还有余留牙根的牙周组织继续被破坏。患者应做好良好的口腔卫生维护。此外，修复体的设计与制作应有利于牙周健康，应仔细检查冠边缘、轴面形态、咬合接触点的位置与面积、牙尖斜度等。

六、注意事项

1. 显微牙根外科治疗长期成功的关键是正确的诊断、适应证的选择、合理的修复设计及患者良好的牙周维护。

2. 冠方如果有大量银汞充填物，最好在术前更换为树脂材料，以免金属碎屑落入创面软组织内。缝合前应用大量生理盐水冲洗拔牙窝，以彻底去除牙槽骨、牙体组织及充填材料的碎屑。

3. 术后应将剩余牙根修整为平滑无悬突且有利于自洁的外形，以利于牙周组织的愈合及维护。

4. 患牙术后及时、合理的修复可以减小患牙牙周膜内应力值且使其分布均匀从而更符合生物学要求，防止患牙截面及根分歧部位发生充填体脱落、继发龋、根折、牙周病等情况，对远期疗效至关重要。

七、实习评分

1. 评定对截根术、分根术及牙半切术治疗流程的掌握情况。

2. 评定对剩余牙根外形的修整情况。

第三节　意向再植术

一、课前导读

1. 意向再植术的定义及病例筛选。

2. 意向再植术的术前评估。

3. 意向再植术的手术流程。

二、学习内容

1. 影响意向再植术后愈合的重要因素。

2. 意向再植术的临床技术及操作要点。

三、术前评估

意向再植术是指将无法在体行手术治疗的牙髓根尖周病患牙完整拔出后，在体外对患牙牙根进行检查和修复并及时将患牙再植回原牙槽窝内，从而达到控制感染、保存患牙和恢复功能的目的。作为保留患牙的最后治疗方式，只有当其他治疗手段无效或无法实施时，才选择行意向再植术，因此对病例的选择非常重要。

（一）适应证

1. 无法行显微根尖手术治疗的复杂根尖周疾病

手术入路限制：下颌第二磨牙的位置靠后且多向舌侧倾斜，同时牙根颊侧皮质骨有外斜嵴加强，平均壁厚度为 7.34 ～ 8.51mm；当根尖周病变位于上颌磨牙的腭根时，无论从颊侧还是腭侧入路行显微根尖手术都具有很大的挑战性，且手术视野有限。

解剖结构限制：下颌磨牙根尖毗邻下颌神经管和颏孔；上颌第二磨牙的根尖常位于上颌窦内。

2. 无法在体进行手术修补的根管壁穿孔

当根管壁穿孔需要大量去骨才能手术暴露，或者穿孔位于磨牙的腭侧或舌侧根管，手术无法暴露时，可对这类患牙考虑行意向再植术。

3. 发育异常

前牙的畸形舌沟常导致牙周附着丧失，出现牙周 – 牙髓联合病变。可选择将患牙完整拔出，在体外处理畸形舌侧沟后再将其植回牙槽窝内。

4. 患者意愿

有些患者不愿意接受长时间的显微根尖手术，例如有些患者表现出焦虑时可考虑行意向再植术。

5. 其他

牙根纵裂的单根牙，如患者强烈要求保留，可试行完整拔出患牙，在体外树脂粘接修补裂纹后重新植回牙槽窝。

（二）禁忌证

1. 患牙牙根长，根分叉角度大，拔牙过程中发生根折的风险较大。

2. 患牙松动Ⅱ°及以上，冠根比＜ 1 ∶ 1，或存在重度牙周 – 牙髓联合病变。

3. 患者身体条件不耐受意向再植术治疗，或配合性差。

术前需要对拔牙难度进行评估，建议常规行 CBCT 检查以明确牙根的数量、弯曲程度和牙根间的分叉程度。不同类型的患牙各有利弊。牙根融合的单根牙拔牙难度较小，但是再植后稳定性较差，可能需要辅助弹性固定。牙根分叉大或者有根尖弯曲时，拔牙过程中容易发生牙根折断。牙根适当分叉的患牙可以被完整拔出，同时再植后牙根骨间隔可以辅助固定患牙。上颌骨松质骨含量较多，可让性大于下颌骨，上颌牙的拔牙难度相对较低。此外，建议术前 1 个月行全口龈上洁治术和龈下刮治术，以维持患牙健康的牙周状态。

向患者讲解手术的一般流程和必要性，告知其意向再植术的治疗费用、术中可能存在的风险及术后并发症等，签署手术知情同意书和费用知情同意书。确认患者近半年内有效验血报告，其内容包括血常规、凝血功能、传染病四项（乙肝三系、丙肝、梅毒、艾滋病）、生化功能，进一步排查手术的禁忌证。

四、器械和材料

（一）主要设备和仪器

口腔综合治疗台，牙科显微镜，微创拔牙钳（图 6-3-1），血管钳，高速手机及车针，超声治疗仪及工作尖，根尖倒充填器械，缝针，缝线，剪刀，无菌涂药棒。

（二）主要药品与材料

阿替卡因肾上腺素注射液，盐酸利多卡因注射液，iRoot BP

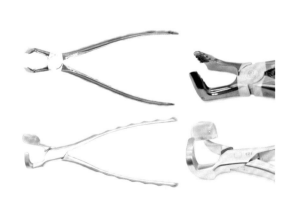

图6-3-1　微创拔牙钳

Plus，亚甲蓝注射液，汉克斯平衡盐溶液（Hanks' balanced salt solution，HBSS）。

五、方法和步骤

（一）麻醉与铺巾

患者取仰卧位，通常使用含 1 ∶ 10 万肾上腺素的 4% 阿替卡因肾上腺素注射液或含 1 ∶ 5 万肾上腺素的 2% 盐酸利多卡因注射液。对上颌牙，先在唇颊侧进行局部浸润麻醉；上颌前牙，在切牙管附加鼻腭神经阻滞麻醉或在腭侧行局部浸润麻醉；上颌后牙，则在腭大孔附加腭大神经阻滞麻醉。对下颌牙前牙，可行唇、舌侧局部浸润麻醉或行同侧下牙槽神经阻滞麻醉加颊长神经阻滞麻醉；对下颌前磨牙和磨牙，行同侧下牙槽神经和颊长神经阻滞麻醉及颊舌侧局部浸润麻醉。

麻醉完成后，对患者口腔黏膜及颌面部皮肤消毒，铺巾。

（二）微创拔牙

将微创拔牙钳钳夹于患牙釉牙骨质界以上，以缓慢的颊舌向摇动力为主，不可操之过急，这种摇动会造成牙周膜的急性炎症，造成患牙松动度增加，直至患牙被拔出。不建议使用牙挺，因为牙挺会损伤牙根表面的牙周膜和牙骨质。患牙拔出后，若牙根表面附着有肉芽组织，可使用血管钳小心夹除肉芽组织，不可使用刮匙搔刮，以免破坏牙周膜。拔牙创需要用无菌纱布覆盖，以防止碎屑和唾液的污染。

（三）根尖切除

患牙拔出后，应在牙科显微镜下观察牙根是否有根折、根管壁穿孔或其他需要注意的解剖特征。为了保持牙周膜细胞的活性，需要尽量缩短体外操作时间，不要触碰牙根表面，保持牙根湿润。体外操作时可以使用拔牙钳夹持于患牙的冠部，同时可以在拔牙钳柄部使用橡皮带以保持牙钳对牙冠有恒定的压力，避免松动滑脱。也可以使用无菌湿纱布握持患牙牙冠。在牙科显微镜下使用高速钨钢车针垂直于牙体长轴截除约 3mm 的根尖，修整牙根截面。根尖切除过程中需要不断地向牙根表面喷淋 HBSS 或者将患牙牙根定期浸入 HBSS 中。使用无菌涂药棒将亚甲蓝染液涂布于牙根截面，冲洗，在高倍显微镜下观察根尖截面（图 6-3-2）。

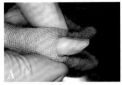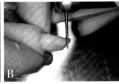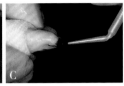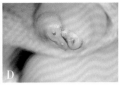

图6-3-2　根尖切除及染色

A.患牙在体外的握持方法；B.根尖切除；C.根尖亚甲蓝染色；D.牙科显微镜下观察根尖

（四）根尖倒预备及倒充填

显微镜下使用超声工作尖倒预备3mm根尖，去除根管内的牙胶。冲洗，检查确认无牙胶等碎屑残留，干燥，生物陶瓷材料行根尖3mm倒充填，压实，用生理盐水小棉球擦拭根端，去除多余的生物陶瓷材料（图6-3-3）。

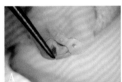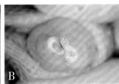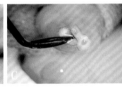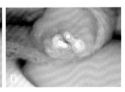

图6-3-3　根尖倒预备及倒充填

A、B.根尖倒预备及预备完成后；C、D.根尖倒充填及充填完成后

（五）再植及弹性固定

可以使用刮匙刮除根尖周围的肉芽组织，但不可以搔刮牙槽窝侧壁。用生理盐水冲洗牙槽窝，去除其内的血凝块，将患牙小心放回牙槽窝中，并评估其位置是否准确。牙槽窝复位后，嘱患者咬棉卷30分钟。随后，评估患牙松动度，决定是否需要进行弹性固定。建议对Ⅱ°以上松动患牙可采用弹性固定7～10天。固定方式可选择十字缝合固定或者树脂带固定等。

（六）随访及复查

术后1个月、3个月、6个月及1年定期复查，以后常规每半年复查一次。

（七）疗效评估

术后6个月复查，结合临床症状和影像学检查对再植牙进行评估，确定手术效果。若患牙评估为成功，可考虑行冠方修复，以后常规半年复查（图6-3-4）。

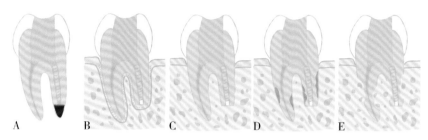

图6-3-4　意向再植术后的愈合分类

A.术前；B.牙周膜愈合；C.根骨粘连；D.牙根外吸收；E.牙根置换性吸收

成功：患者无自觉症状，或者仅有轻微自觉症状，不影响正常咀嚼。口内检查患牙无窦道或脓肿形成，牙周探诊深度小于6mm，不松动，无垂直向或水平向叩痛。影像学检查根尖周病损减小或愈合，根周膜影像清晰连续，无牙根外吸收影像。

失败：有自觉症状和（或）体征，影像学检查根尖周病损未愈合或出现牙根外吸收、根骨粘连影像。

六、注意事项

1.患牙伴有牙周疾病并不是意向再植术的绝对禁忌证，但伴有牙周疾病会降低再植术的成功率，因此建议术前要对患牙牙周状况进行评估和控制。

2.体外操作时间对再植后的关键影响已经明确。从根本上讲，牙周膜细胞的活性是意向再植术成功的最关键因素。缩短体外操作时间可以减少牙周膜细胞的损伤和脱水，促进根尖周愈合，降低发生根骨粘连和牙根外吸收的风险。

3.意向再植术的第一步是要求将患牙完整地拔出并且使牙周膜的损伤最小化。根管治疗、冠部修复体或根管桩的存在直接削弱了患牙的结构，这增加了患牙发生折裂的风险。拔牙动作一定要轻柔，不能暴力拔出牙齿。如果操作不当，可能造成牙冠或牙根折断而导致治疗失败，也可能造成牙槽骨被破坏而影响预后。

七、实习评分

1.评定操作过程中术者体位及牙科显微镜调节是否正确。

2.评定对意向再植术治疗流程的掌握情况。

第七章 显微牙体修复

第一节 显微牙体直接修复

一、课前导读

1. 选择性去龋的原则。

2. 复合树脂的聚合收缩及其影响因素。

二、学习内容

1. 树脂充填的适应证。

2. 树脂充填的基本步骤与操作要点。

3. 牙科显微镜下树脂充填的要点。

4. 前牙硅橡胶导板技术。

三、术前评估

正确选择树脂充填的适应证：①因龋或其他原因造成的牙体硬组织缺损；②前牙美学修复；③制作全冠的基底修复体；④替换原有的金属修复体。建议术前拍摄 X 线片辅助判断龋损或牙体缺损的深度和范围，观察牙髓组织（尤其髓角）与缺损部分的距离，防止术中牙体预备时发生意外穿髓。

检查患牙是否存在牙结石及色素，在术前应进行洁治。

四、器械和药品

口腔综合治疗台，牙科显微镜，显微口镜，橡皮障系统，高速手机及车针（传统车针与微创窝洞预备车针），低速手机及车针，超声治疗仪及微创超声窝洞预备工作尖，比色板，抛光系统，酸蚀剂，粘接剂，挖匙，复合树脂，充填器，邻面成形系统，光固化灯，咬合纸等。

五、方法和步骤

（一）牙体预备与牙髓保护

复合树脂充填依靠粘接固位，不用预备固位形，应避免过多去除牙体硬组织。传统的完全去龋方法是去除脱矿牙本质，仅保留硬化牙本质，但现已不再提倡这种较为激进的方式。国际龋病共识协作组（International Caries Consensus Collaboration，ICCC）推荐选择性去龋。选择性去龋时，窝洞边缘、侧壁和髓壁的去龋标准不同。窝洞边缘应为健康的牙釉质；窝洞侧壁应为硬化牙本质。窝洞髓壁去龋止点可根据龋损深度确定：X线片上龋损未超过牙本质近髓1/3或1/4时，预备至韧化牙本质（在手用挖匙刮除时有抵抗力，需要一定的力量才能去除）；X线片上龋损超过牙本质近髓1/3或1/4时，可保留软化牙本质，以避免牙髓暴露。在牙科显微镜下去龋时，注意观察窝洞边缘和侧壁是否去尽腐质。对于髓壁着色的牙本质，可使用探针和挖匙判断牙本质的硬度，选择性去龋。

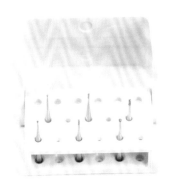

图7-1-1　微创窝洞预备车针

显微镜下去龋的器械主要有显微口镜、微创窝洞预备车针（图7-1-1）和微创超声窝洞预备工作尖等。微创窝洞预备车针的工作端十分精细小巧，尤其适用于点隙窝沟龋的窝洞制备，可以尽可能保留健康的牙体组织。微创超声窝洞预备工作尖是外层涂有金刚砂的金属工作尖，通过高频震动产生的能量对龋损组织进行精准切割。此种工作尖在去除龋损组织的同时也可切割正常牙体组织，故主要用于修整窝洞外形。用于去腐时，最好配合使用探针和挖匙及时探测牙体组织的硬度，以防止过度切削牙体组织。

（二）比　色

比色前要求患者洁牙，去除牙面上的色素。比色必须在去除患牙腐质后、安装橡皮障前进行。在自然光下且牙面呈湿润状态时，比对患牙、邻牙或同名牙，5～10秒内完成比色。比色时要同时注意牙体的色相、饱和度及亮度。

（三）术区隔离

与根管治疗不同，牙体修复时橡皮障应暴露 3 个及以上的牙。前牙美学修复时，通常隔离范围为左侧第一前磨牙到右侧第一前磨牙（图 7-1-2）。

某些特殊情况下，如患牙严重错位，患者鼻呼吸困难、不能耐受橡皮障等，可选用棉卷和吸唾器进行短时间的隔湿。

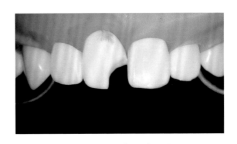

图7-1-2　橡皮障隔离

（四）成形片的放置

前牙的邻面接触关系单一，一般不需要使用成形片夹，传统采用聚四氟乙烯或聚酯塑料薄片来隔离邻牙。

后牙邻面成形系统主要为分段式邻面成形系统和环周式邻面成形系统（图 7-1-3）。常见的分段式邻面成形系统有 Palodent、Triodent、Garrison Composi-Tight 等。操作时，首先选择合适的成形片，调整成形片形状，凹面朝向龈方，用镊子将成形片插入治疗牙与邻牙之间，插入楔子协助固定，用固位环撑开钳撑开固位环并放置到位，将固位臂置于颊舌外展间隙，楔子与成形片之间。轻轻推拉成形片，使其与邻牙的邻面贴合。固位环在去龋前使用，有一定的分牙作用，补偿形片的厚度，获得更好的邻面接触。

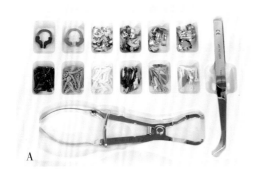
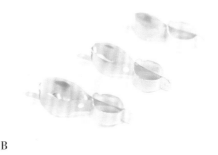

A　　　　　　　　　　　　　B

7-1-3　后牙邻面成形系统
A.分段式邻面成形系统；B.环周式邻面成形系统

环周式邻面成形系统采用自锁扣紧固的形式代替成形片夹，圈形金属成形片在固位器夹持下形成一个圆圈，通过调节固位器来控制成形圈的大小和松紧。环周式邻面成形系统在邻面接触关系的恢复上有一定缺陷，主要用于近远中邻𬌗洞，或根管治疗后残根、残冠核堆塑。

（五）粘　接

粘接技术分为酸蚀－冲洗粘接技术和自酸蚀粘接技术。

1. 酸蚀－冲洗粘接技术

酸蚀－冲洗粘接技术在临床上一般使用 37% 的磷酸凝胶。术区隔离后，用磷酸凝胶酸蚀釉质表面 15～30 秒，酸蚀牙本质 10～15 秒，然后用棉卷清理大部分酸蚀剂，用水彻底冲洗牙面，要注意酸蚀后的牙面应避免与唾液接触。使用酸蚀－冲洗粘接系统要求应用湿粘接技术，酸蚀牙本质后留下的胶原纤维必须悬浮于水中以保持其理想的空间间距，树脂粘接剂渗透到这些胶原纤维间，光固化后形成微机械固位，从而形成粘接混合层。一般认为，用棉球蘸干牙面或气枪轻轻吹干使牙面轻微泛白即可，切忌使牙面呈白垩色。显微镜下用气枪轻轻吹干，观察到牙面轻微泛白即可，或者用棉球蘸干牙面，注意窝洞内不要遗留棉絮。

酸蚀后的粘接过程会因粘接剂的种类不同而略有差异，使用前要仔细研读产品说明书，严格按照产品说明书进行操作。在牙科显微镜下操作时，为防止树脂提前固化，应调整为橙色光源。以第八代粘接剂为例，用小毛刷蘸取粘接剂，涂布于窝洞（图 7-1-4），等待 10 秒，用气枪轻吹成薄层，光照固化 10 秒。光固化灯与固化材料的距离要求控制在 3mm 以内。

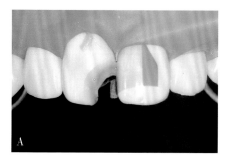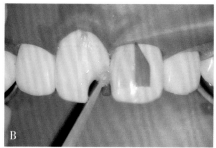

图7-1-4　酸蚀和粘接

A.酸蚀；B.涂布粘接剂

2. 自酸蚀粘接技术

自酸蚀粘接技术是将酸蚀和预处理同时进行，省略了单独的酸蚀步骤，无需冲洗，是临床上比较容易掌握的粘接技术，现已在临床广泛应用。自酸蚀粘接技术根据自酸蚀粘接剂的种类不同，分为两步自酸蚀技术和一步自酸蚀技术。两步自酸蚀技术是先在窝洞内涂布自酸蚀预处理剂，作用 20 秒后用气枪轻吹，再涂布粘接树脂，气枪吹薄后光照固化 10 秒。一步自酸蚀技术是将酸蚀剂、预处理剂及粘接树脂混合为一瓶或在使用时混合，蘸取后直接涂布在窝洞内，作用 20 秒，用气枪吹薄后光照固化 10 秒。在使用自酸蚀粘接剂前应仔细研读产品说明书，严格按照产品说明书操作。另外，为了增强自酸蚀技术对牙釉质的粘接效果，可采用选择性牙釉质酸蚀技术，即先用磷酸酸蚀牙釉质 15 秒，冲洗后再采用自酸蚀粘接技术。

（六）复合树脂的充填与固化

树脂充填技术分为整块充填技术和分层充填技术。整块充填技术需用大块树脂进行充填，大块充填树脂的充填和固化深度为 4mm，因此主要用于较深窝洞（深度 > 3mm）的修复，尤其是后牙的修复以及根管治疗后的牙体充填修复，可以提高治疗效率、缩短椅旁时间。目前，整块充填技术常用的复合树脂有高黏型大块树脂（如 3M Filtek Bulk Fill）和低黏型大块树脂（如 Kerr SonicFill）（图 7-1-5）。高黏型大块树脂，机械性能较好、流动性较差；低黏型大块树脂，机械性能较差、流动性较好，需要表面添加覆盖层来增加机械性能。分层充填技术指分层充填复合树脂，分层光照，每一层的厚度不超过 2mm。前牙一般使用分层充填。后牙窝洞充填首选斜向分层充填，即充填材料不连接窝洞相对的两个洞壁，这样产生的聚合收缩最小。

在牙科显微镜下进行树脂充填，细节得到放大，视野更清晰。操作者应注意观察树脂表面有无气泡，充填材料和洞缘是否密合，充填器械有无沾染棉絮；雕刻外形时，动作应轻柔、快速、准确，避免整体移动树脂材料，以免影响树脂与牙体的粘接；雕刻完成时，用雕刻刀或探针迅速去除多余的材料，光照固化。

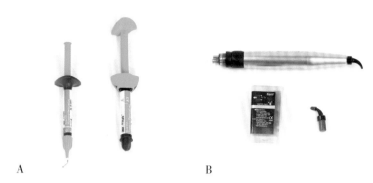

图7-1-5　大块充填树脂

A. 3M Filtek Bulk Fill　B. Kerr SonicFill

　　对于前牙Ⅳ类洞，为了更好地恢复腭侧外形，可以采用导板技术。导板技术分为直接导板和间接导板。直接导板是在不涂布粘接剂的情况下，直接在患牙上分层堆塑树脂，调整至满意的外形后，硅橡胶印模材料直接取前牙腭侧印模，修整印模作为硅橡胶腭侧导板，同时去除临时堆塑的树脂（图7-1-6）。间接导板是先用藻酸盐或硅橡胶印模材料取全口印模，灌注石膏阳模，在石膏上用蜡恢复缺损，外形恢复满意后，用石膏模型取硅橡胶阴模，修整阴模，作为腭侧导板（图7-1-7）。

　　导板制作完成并涂布粘接剂后，在口内将导板就位，粘接后，首先在导板内腭侧注入流动树脂或釉质色树脂，光照固化。移开硅橡胶阴模，完成树脂腭侧壁制作（图7-1-8）。然后采用复合树脂进行分层充填和固化（图7-1-9）。

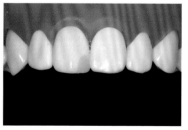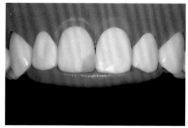

图7-1-6　直接导板技术

A.直接堆塑树脂；B.硅橡胶取印腭侧印膜

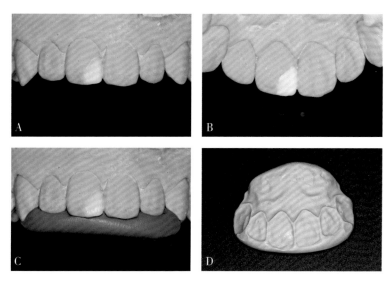

图7-1-7　间接导板技术

A、B. 在石膏阳模上恢复牙体外形；C. 取硅橡胶阴模；D. 腭侧导板

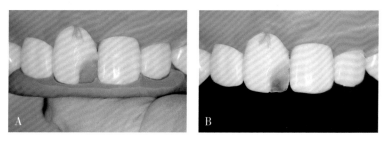

图7-1-8　树脂腭侧壁制作

A. 导板就位后，在导板内侧注入流动树脂；B. 树脂腭侧壁制作完成

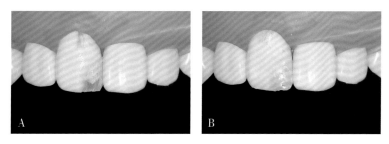

图7-1-9　树脂充填

A. 分层充填；B. 充填完成

（七）修复体的修形与抛光

充填结束后，先去除楔子，再取下成形片。拆除成形片后，所修复的牙齿边缘往往有多余的树脂材料，可以采用金刚砂车针或专用车针慢速进行修整。修整牙体外形时，应避免破坏邻面接触点和牙面结构（图7-1-10）。

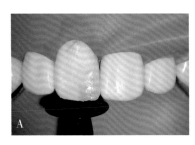
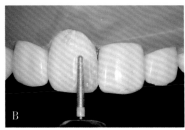

图7-1-10　修形

A.切端修整；B.发育沟修整

在调整咬合前去除橡皮障，然后用咬合纸检查，调磨咬合高点，以恢复正常的咬合关系（图7-1-11）。最后，进行修复体的抛光，先用颗粒粗的抛光碟，再用颗粒细的抛光碟。邻面抛光条可用于邻面充填体的抛光，去除悬突，使用时不要大幅度反复拉锯，以免破坏邻面接触点（图7-1-12和图7-1-13）。

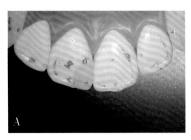
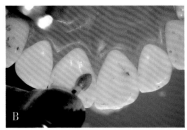

图7-1-11　咬合检查

A.咬合纸检查；B.咬合高点调磨

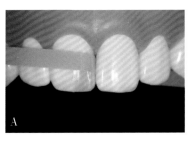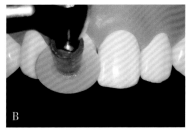

图7-1-12　抛光

A.邻面抛光；B.唇面抛光

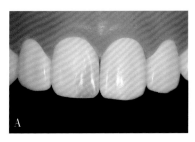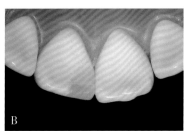

图7-1-13　完成

A.唇侧外形；B.腭侧外形

六、注意事项

1.去龋时注意保护牙髓，避免意外穿髓。

2.注意楔子的正确使用，避免损伤牙龈或形成充填体悬突。

3.复合树脂光固化时，深度不宜超过4mm或2mm（根据所使用的树脂材料决定），减少聚合收缩和术后敏感。

七、实习评分

1.评定对酸蚀–冲洗粘接技术的掌握情况。

2.评定对树脂分层充填技术的掌握情况。

3.评定对导板技术的掌握情况。

第二节　嵌体的预备

一、课前导读

1.牙体缺损的修复原则。

2.嵌体的种类和预备方法。

3.嵌体设计的基本原则。

二、学习内容

1.牙科显微镜下后牙邻𬌗嵌体的牙体预备。

2.牙科显微镜下不同牙位牙体预备的体位。

三、术前评估

通过术前沟通和检查，了解患者身心健康状况、治疗期望值和口腔现状，对口腔美学和功能进行全面评估，根据评估结果选择适宜的修复手段和技术，保证患者安全和修复效果。

嵌体的适应证：牙体缺损，经牙体预备后剩余牙体组织能够耐受功能状态下各个方向上的力而不发生折裂破损，同时提供一定的固位力和良好的粘接条件。否则，应考虑其他修复方式。

通过术前X线片和诊断性去腐，了解和评估缺损范围、剩余牙体条件和露髓风险（活髓牙）等，排除非健康牙髓状态的患牙和根管治疗不完善的患牙，同时检查患牙与邻牙、对𬌗牙的关系，评估邻接与咬合状况，全面检查和记录牙体、牙髓、牙周、颞颌关节等口腔情况。术前了解患牙基本情况后可具体设计嵌体修复方案，包括是否覆盖牙尖、是否打开邻接区等。

四、器械和药品

口腔综合治疗台，牙科显微镜，高速涡轮手机，嵌体预备金刚砂车针套装（B系列球钻、TR-11、TR-13、TF-S23、TR-26EF、CE-13EF、EX-18F）（图7-2-1），牙周探针，显微口镜，粘接剂，光固化灯，比色板，咬合纸。

五、方法和步骤

（一）比　色

术前比色是获得修复体美观效果的关键，后牙嵌体预备的比色环节同样不可忽视，瓷嵌体的𬌗面与颊面是比色的重点区域。当比色不当时，瓷嵌体的色彩会与剩余牙体组织或邻牙产生较大分歧，影响修复效果。

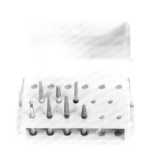

图7-2-1　嵌体预备金钢砂车针套装

（二）调节椅位及显微镜

显微牙体预备的术者需要灵活调节牙椅的高度和角度、患者的头部、显微镜的角度以及术者自身的方位，保证在能看清目标牙的同时右手能够顺利控制手机进行预备。大部分牙体预备通过显微镜直视可以完成，仅少数位置（比如上前牙的腭面，上颌后牙的𬌗面，左上后牙区的腭面及远中邻面，右上后牙区的颊面及远中邻面）需要通过口镜反射进行预备。

在预备上颌前牙区时，术者位于 12 点钟方位，调节牙椅使患者平躺，使其上颌平面与地面垂直，术者移动牙科显微镜至术区，使患牙位于视野中心，调节牙科显微镜至合适的放大倍率。在预备上颌前牙唇面和邻面时，术者通过牙科显微镜直视观察患牙，可嘱患者稍转动头部使牙位于视野中心。在预备上颌前牙区腭面时，应借助显微口镜获得清晰视野。

在预备下颌前牙区时，术者同样位于 12 点钟方位，降低椅位并调节椅位角度使患者张口时下颌平面与地面呈 30°～45° 角，牙科显微镜视野调节与上颌前牙区类似。牙科显微镜直视即可清晰见到下颌前牙的唇舌面及邻面。

在预备上颌后牙区时，术者在 10 点钟到 12 点钟方位移动，调节牙椅使患者平躺，使上颌平面与地面垂直。上颌后牙颊侧面：10 点钟方位，嘱患者偏向左侧，可进行右上后牙颊侧面的预备；12 点钟方位，嘱患者偏向右侧，可进行左上后牙近中颊侧面的预备。上颌后牙腭侧面：12 点钟方位，嘱患者偏向右侧，可进行右上后牙近中腭侧面的预备；10 点钟方位，嘱患者偏向左侧，可进行左上后牙腭侧面的预备。上颌后牙邻面：10 点钟到 12 点钟方位，嘱患者稍偏斜，可进行双侧上后牙近中邻面的预备。而预备𬌗面、右上后牙腭面和远中邻面、左上后牙颊面和远中邻面需要使用口镜反射进行，注意口镜应远离牙齿，给手机操作预留足够的空间，调节显微镜使口镜内影像处于视野中心。在预备上颌后牙腭侧时，将口镜置于患牙腭侧。在预备上颌后牙𬌗面时，将口镜置于患牙𬌗面远中区域，可调节口镜的位置，以便操作或观察预备情况。

在预备下颌后牙区时，术者主要使用两种体位：9点钟方位，同时患者下颌平面与地面呈10°～20°角；12点钟方位，同时患者下颌平面与地面呈60°～70°角。右下后牙颊侧面、邻面和左下后牙舌侧面，使用9点钟方位；右下后牙舌侧面和左下后牙颊侧面、邻面，使用12点钟方位。

（三）嵌体设计

使用球钻去尽腐质，并使用咬合纸确定咬合接触点。根据剩余牙体组织和咬合关系，设计嵌体预备的范围和洞形，完成术前比色。也可使用诊断蜡型或诊断饰面对修复效果进行预告。

（四）窝洞设计优化（cavity design optimization，COD）和龈壁提升术（cervial margins relocation，CMR）

在完成去腐并适当扩大预备去除无基釉后，窝洞底部不平整或轴壁存在倒凹时，或因死髓牙缺损较深而存在高耸的轴壁时，为遵循微创原则避免磨除过多的牙本质，可使用弹性模量与牙本质接近的复合树脂进行窝洞设计优化，对倒凹和较深的窝洞进行填补。但注意树脂应避免覆盖釉质，以减少对后期嵌体粘接的影响。后牙邻𬌗面的缺损可有累及龈下的情况，当缺损较深（至龈下1～2mm）而排龈线无法取得良好效果时，可应用龈壁提升术将颈缘提升到龈上易于操作的位置，以避免对取模和粘接造成影响。

（五）预备𬌗面洞形

使用金刚砂车针和牙周探针定深，洞深2mm，预备范围应避开咬合接触点1mm。使用TF-S23进行窝洞预备，洞形内部底平壁直，内线角圆钝；基牙外缘线清晰可辨；嵌体与基牙应端端相接。瓷嵌体不可制备短斜面。洞形应外展6°～10°，便于嵌体就位。

若条件允许，可制备鸠尾固位形，防止水平脱位。鸠尾的峡部一般放在两个相对的牙尖三角嵴之间，宽度至少为1.5mm，一般不大于颊舌尖间距的1/2，鸠尾转折处不可有锐角（图7-2-2）。

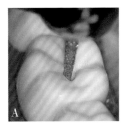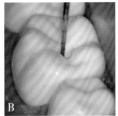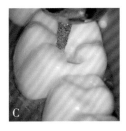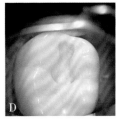

图7-2-2　后牙邻𬌗嵌体预备𬌗面

A、B.嵌体𬌗面窝洞预备与定深；C、D.嵌体鸠尾预备

（六）预备邻面洞形

使用 TF-S23 制备邻面箱状洞形，当缺损未累及邻接区时，可仅做邻接区𬌗方的预备，避免对原有邻接区造成破坏；当缺损累及邻接区时，应打开邻接区至自洁区，打开邻接区时可放置成形片以避免对邻牙造成损伤。在制备邻面洞时，可先保留一薄层釉质，而后使用 TR-11 打开邻接并去除上述薄层釉质。龈阶使用 TR-13 和 TR-S23 进行预备，龈阶宽度应大于 1mm，颊舌侧轴壁使用 TR-13 进行预备（图 7-2-3）。

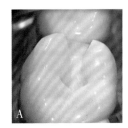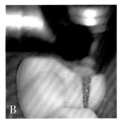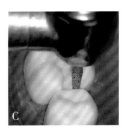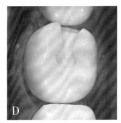

图7-2-3　后牙邻𬌗嵌体邻面预备

A.邻面箱状洞形预备；B.打开邻接区；C.龈阶预备；D.预备完成

（七）高嵌体的预备

当后牙邻𬌗面洞缺损较大，颊舌壁厚度不足 2.0mm 或缺损累及牙尖时，使用覆盖牙尖的高嵌体修复可大大降低发生牙折的风险。

高嵌体的𬌗面预备应顺应牙冠固有𬌗面的解剖外形，均匀磨除 1.5 ～ 2.0mm，𬌗面窝处应磨除 1.5mm，牙尖处应磨除 2.0mm。工作侧应预备功能尖外斜面肩台，在外斜面下沿就位道预备轴壁，轴壁下形成 1.0mm 宽肩台；非工作侧预备斜面即可（图 7-2-4）。

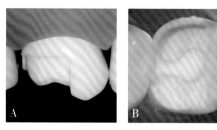

图7-2-4　后牙邻𬌗高嵌体预备

A.高嵌体𬌗面预备；B.高嵌体功能尖外斜面肩台与非工作侧斜面

（八）精修完成

使用 TF-26EF 对轴壁和高嵌体内部线角进行抛光精修，使用 CE-13EF 对洞底和轴面进行抛光精修，使用 EX-18F 对龈阶和高嵌体肩台进行精修（图 7-2-5）。

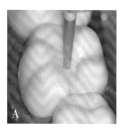 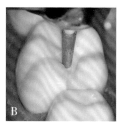 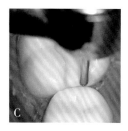 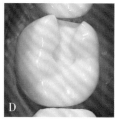

图7-2-5　精修完成

A.轴壁精修；B.洞底精修；C.龈阶精修；D.完成

六、注意事项

1. 在对活髓牙进行嵌体预备时，应注重对牙髓的保护，使用冷却水和间断磨削的方法，微创地磨削牙本质，避免对牙髓产生不必要的刺激，必要时需应用直接盖髓或间接盖髓技术保护牙髓。

2. 瓷嵌体预备时,应适当放宽𬌗面鸠尾峡,以增加抗折性。𬌗面洞不做洞缘斜面,邻面洞不做片切面,确保边缘线处瓷嵌体有足够厚度。

3. 牙科显微镜下进行微创牙体预备应选择合适的放大倍数,比如在低放大倍数下进行牙体的预备,在高放大倍数下观察去龋程度、基牙表面平整度等。

七、实习评分

1. 评定操作过程中术者体位及牙科显微镜调节是否正确。

2. 评定对各类治疗器械使用的熟练程度。

3. 评定对嵌体预备的操作步骤及技能的掌握情况。

4. 评定预备体的质量。

第三节　冠的预备

一、课前导读

1. 牙体缺损的修复原则。

2. 前牙和后牙全冠的牙体预备方法及步骤。

二、学习内容

1. 牙科显微镜下全冠牙体预备的方法和步骤。

2. 牙科显微镜下全冠预备体的精修和抛光。

三、术前评估

通过术前 X 线片和诊断性去腐,了解和评估缺损范围、剩余牙体条件和露髓风险(活髓牙)等,排除非健康牙髓状态的患牙和根管治疗不完善的患牙,同时检查患牙与邻牙、对颌牙的关系,评估邻接与咬合状况,全面检查和记录牙体、牙髓、牙周、颞颌关节等口腔情况。术前了解患牙基本情况后,结合患者需求,可对全冠修复的材料做出选择。术前取模，预测和设计目标修复空间（targeted restorative space，TRS），选择必要的牙体预备引导方式，使用诊断蜡型或诊断饰面预告可能的修复效果。

四、器械和药品

口腔综合治疗台，牙科显微镜，高速手机，全冠预备金刚砂车针套装（B 系列球钻、SR 系列车针、TR-11、FO-25、CE-15EF、TR-26EF、EX-18F）（图 7-3-1），显微口镜，比色板。

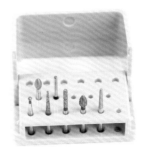

图 7-3-1 全冠预备金刚砂车针套装

五、方法和步骤

（一）术前比色和材料选择

在自然光下完成术前比色，根据基牙条件和患者需求，选择全瓷冠、烤瓷冠或金属全冠，如第二磨牙常因咬合垂直距离不足，而只能行嵌体/高嵌体修复或金属全冠修复。本节以前牙全瓷冠预备为例，阐释牙科显微镜下全冠预备的方法和步骤。

（二）调节椅位和牙科显微镜

同本章第二节。

（三）唇面及切端预备

使用 SR 系列车针（SR-11、SR-12、SR-13）进行唇面切 2/3、唇面颈 1/3 和切端定深预备。SR 系列车针为无聚合度的顶端圆角车针，其固定的直径易于在定深过程中把握磨除量。唇面定深 1.0mm，切端定深 1.5 ～ 2.0mm；之后选用合适车针均匀磨除，唇面预备量为 1.0 ～ 1.5mm，切端为 1.5 ～ 2.0mm。对于上前牙，切端应预备与牙长轴呈 45° 的舌斜面，唇面切 1/3 与颈 2/3 应有较圆滑的转折，不可预备成同一平面（图 7-3-2）。

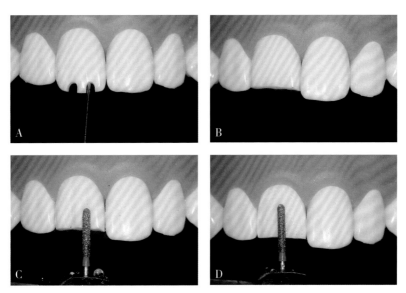

图7-3-2　前牙全冠预备

A.全冠切端定深；B.全冠切端预备；C.全冠唇面定深；D.全冠唇面预备

（四）轴面及舌侧预备

使用 TR-11 车针打开邻接，SR 系列车针预备邻面，预备量为 1.0 ～ 1.5mm，聚合度为 2° ～ 5°（图 7-3-3）。使用 SR 系列车针预备舌侧轴面，预备量为 1.0mm。使用 FO-25 车针预备舌窝，此车针为火焰状，可与舌窝外形线相贴合，预备量为 1.0mm。使用 SR 系列车针对各个轴角进行预备，并形成平龈的连续肩台，初备完成（图 7-3-4）。

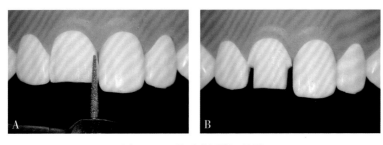

图7-3-3　前牙全冠邻面预备

A.打开邻接；B.邻面预备

147

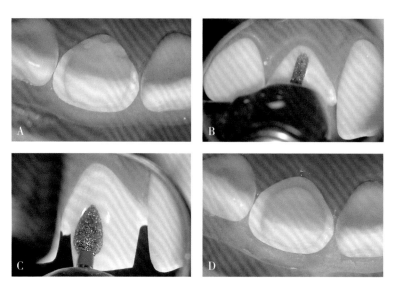

图7-3-4　前牙全冠舌面预备

A.全冠舌侧轴面定深；B.全冠舌侧轴面预备；C.全冠舌窝预备；D.全冠肩台预备

（五）龈下肩台预备

对初备完成的牙取一次印模，并完成排龈后开始预备龈下肩台。使用 SR-12 或 SR-13 将唇面及唇邻轴角的肩台预备至排龈后齐龈或龈下深度（图 7-3-5）。

（六）精修完成

使用 TR-26EF 对切端、唇面和轴面进行抛光精修，使用 CE-15EF 对舌窝进行抛光精

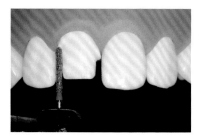

图7-3-5　龈下肩台预备

修，使用 EX-18F 对肩台进行精修（图 7-3-6）。此步骤可在高放大倍数下进行，以获得更好的精修效果。

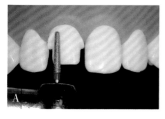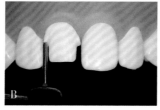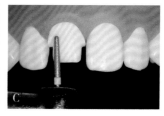
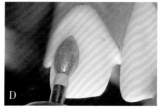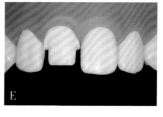

图7-3-6　精修抛光
A、B.肩台精修抛光；C.唇面精修抛光；D.舌窝精修抛光；E.完成

六、注意事项

1.在预备活髓牙时，应注重对牙髓的保护，使用冷却水和间断磨削的方法，微创地磨削牙本质，避免对牙髓产生不必要的刺激。

2.在全冠预备邻面时，需要避免对邻牙造成损伤；在预备肩台时，避免损伤牙龈软组织。排龈需选用合适的排龈线，必要时可选用双线排龈法。

七、实习评分

1.评定在操作过程中，术者体位及牙科显微镜调节是否正确。

2.评定对各类治疗器械使用的熟练程度。

3.评定对全冠预备的操作步骤及技能的掌握情况。

4.评定预备体的完成质量。

第四节 贴面的预备

一、课前导读

1. 牙体缺损的修复原则。

2. 贴面的牙体预备方法和步骤。

二、学习内容

1. 牙科显微镜下全冠牙体预备的方法和步骤。

2. 牙科显微镜下全冠预备体的精修和抛光。

三、术前评估

在术前了解患牙基本情况后，结合患者需求，对贴面修复方案进行设计。例如，四环素牙、过小牙或邻间隙黑三角的情况，需要制备龈下肩台，以获得更好的美观效果；在需要改变切端长度时，贴面切缘预备形式应作对接式或包绕式。

四、器械和药品

口腔综合治疗台，牙科显微镜，高速涡轮手机，贴面预备金刚砂车针套装（定深车针、SR-12、TR-11、TR-26、TR-26F、钨钢抛光车针）（图7-4-1），硅橡胶，显微口镜，比色板。

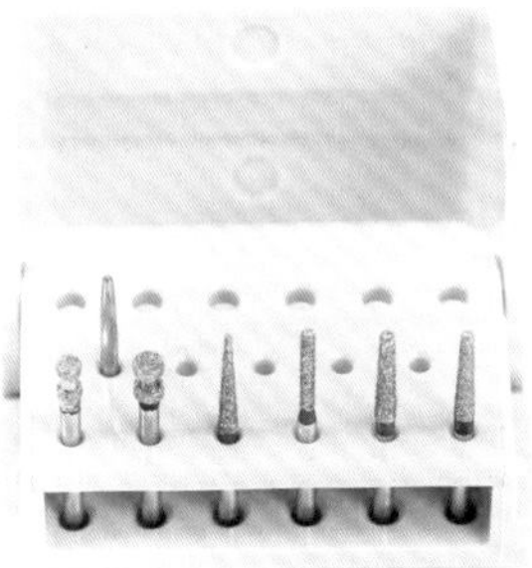

图7-4-1 贴面预备金钢砂车针套装

五、方法和步骤

（一）术前比色和制备硅橡胶导板

在自然光下完成术前比色。术前比色是获得修复体美观效果的关键。在贴面修复中，颜色的选择要考虑患牙的病因和本身的颜色改变。若因龋病、扭转牙、过小牙等原因进行贴面修复，可参照邻牙与对颌牙的颜色。但若因氟斑牙、四环素牙、釉质发育不全等，往往涉及多颗牙，在进行贴面修复时，因贴面厚度有限，在考量患者需求的同时还需要考虑修复能达到的效果，再确定是否需要进行遮色处理。

硅橡胶取模制备导板用于把握预备量，将硅橡胶导板裁剪成合适的形状大小便于应用。

（二）调节椅位和显微镜

同本章第二节。

（三）邻面预备

使用 TR-11 车针打开邻间隙，对唇邻轴角进行预备，预备量为 0.5 ～ 1.0mm，使用硅橡胶导板检查预备量（图 7-4-2）。

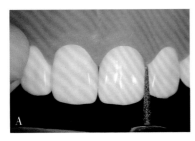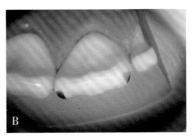

图7-4-2　前牙贴面预备
A.贴面邻面预备；B. 使用硅橡胶导板检查预备量

（四）唇面和切端预备

排龈后开始唇面预备。首先进行定深，可使用专门的定深车针或 SR-12 车针分别对唇面切 1/2 和颈 1/2 进行定深，使用 TR-26 和 TR-26F 对唇面进行预备，唇面预备量为 0.5 ～ 0.7mm（图 7-4-3）。根据选择的切端预备形式（开窗式、对接式、包绕式）对切端进行预备，常用的对接式要求预备量至少 1.5mm。使用硅橡胶导板检查预备量（图 7-4-4）。

（五）肩台预备

使用SR12或TR-26及TR-26F车针对牙颈部肩台进行预备，预备量为0.5mm。肩台与邻面预备终止线应形成圆滑连续的过渡（图 7-4-5）。使用硅橡胶导板检查预备量。

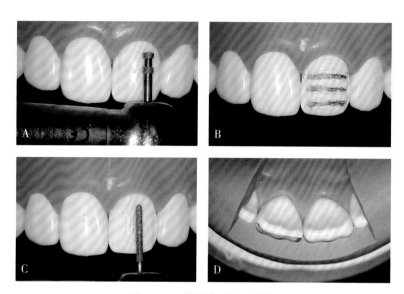

图7-4-3　前牙贴面唇面预备

A、B.唇面定深；C.唇面预备；D.检查预备量

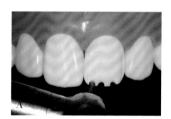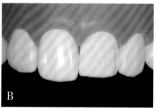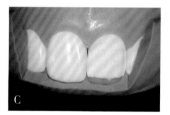

图7-4-4　前牙贴面切端预备

A.切端定深；B.切端预备；C.检查预备量

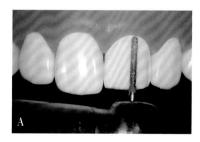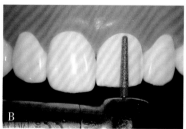

图7-4-5　前牙贴面肩台预备

A、B.肩台预备

（六）精修完成

使用 TR-26F 和钨钢抛光车针对预备体进行精修和抛光，圆头柱形钨钢车针可用于颈部肩台的抛光。此步骤可在牙科显微镜高放大倍数下进行，有条件时可采用超声工作尖精细抛光，以获得更好的精修效果（图 7-4-6）。

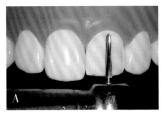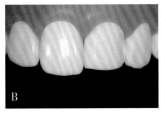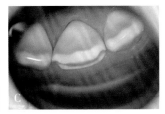

图7-4-6　前牙贴面精修与完成
A.精修抛光；B、C.精修完成

六、注意事项

1. 贴面修复应尽量减少磨牙量，对过小牙、邻间隙黑三角的情况甚至可采用零预备的方式。

2. 在贴面预备邻面时，需要避免对邻牙造成损伤，将终止线设计在易清洁区；预备肩台时，避免对牙龈软组织的损伤；排龈需选用合适的排龈线，必要时可选用双线排龈法；包绕式的切端预备方式需要注意就位道的问题，避免产生倒凹。

七、实习评分

1. 评定操作过程中术者体位及牙科显微镜调节是否正确。

2. 评定对各类治疗器械使用的熟练程度。

3. 评定对贴面预备的操作步骤及技能的掌握情况。

4. 评定预备体的完成质量。

第五节　修复体的粘接

一、课前导读

1. 牙体缺损修复体的粘接、粘固与完成。
2. 常见修复体粘接材料的适用条件和使用方法。

二、学习内容

1. 牙科显微镜下修复体的试戴。
2. 牙科显微镜下修复体的粘接。

三、术前评估

在试戴修复体前应仔细检查，检查修复体是否存在瑕疵，并将其就位于代型上检查就位情况和边缘密合性；术前对患者进行问诊，口内检查患牙叩痛、松动度、活髓牙牙髓状态等，评估患牙状况，排除上次牙体预备后可能出现的牙髓病变或其他不良症状后方可试戴修复体。

本节内容将以铸瓷嵌体的粘接为例进行介绍。

四、器械和药品

口腔综合治疗台，牙科显微镜，超声震荡清洗器，橡皮障系统，低速手机，全瓷修复体调改与抛光磨头，光固化灯，显微口镜，氢氟酸，硅烷偶联剂，酸蚀剂，粘接剂，树脂水门汀（图 7-5-1），咬合纸。

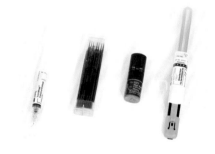

图7-5-1　酸蚀剂、粘接剂和树脂水门汀

五、方法和步骤

（一）椅位调节和牙科显微镜

同本章第二节。

（二）患牙清洁

在去除临时修复体后，使用探针和棉球擦去残留的临时粘接剂和污物，使用低速手机进一步清理，随后用气水枪冲洗患牙表面。

（三）修复体试戴与调改

将修复体戴入患牙，检查能否顺利就位，牙科显微镜下检查邻接、固位、边缘密合性、咬合，以及修复体外形、色泽等。如存在问题，需对修复体进行相应的调改，必要时可进行加瓷、改色等处理。邻接的检查对修复体的成功与否和预后影响巨大，良好的邻接关系能够有效避免食物嵌塞、牙龈退缩以及由此导致的一系列问题。邻接检查一般以牙线通过为标准。若牙线加力不能通过，则表示邻接过紧；若牙线不加力即可轻松通过，则表示邻接过松。邻接调磨应少量多次进行，以达到合适的松紧度。

（四）术区隔离

修复体粘接前应使用橡皮障隔离（图 7-5-2），一般建议暴露 2 ～ 3 颗邻牙。

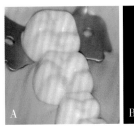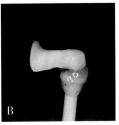

图7-5-2　修复体粘接前检查
A. 术区隔离与患牙清洁；B. 修复体检查

（五）修复体与患牙粘接前处理

全瓷修复体的固位力因修复体类型而异。全冠的固位力最强，嵌体与高嵌体次之，贴面则较弱甚至没有，因而嵌体和贴面对粘接强度的要求更高。对修复体进行表面预处理能进一步提高粘接强度。

修复材料和粘接剂的类型决定了粘接前表面处理的方式，铸瓷嵌体应根据全瓷粘接系统相应说明书先后进行氢氟酸酸蚀、超声震荡清洗，及涂布偶联剂、通用粘接剂（反复涂抹 20秒）并吹匀（5 ～ 10 秒），见图 7-5-3 和图 7-5-4。

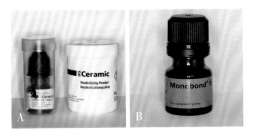

图7-5-3　修复体粘接前处理
A. 氢氟酸；B. 硅烷偶联剂

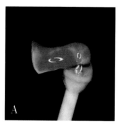 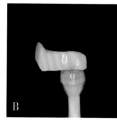 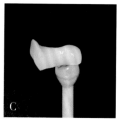 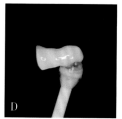

图7-5-4　修复体粘接前处理

A.氢氟酸酸蚀；B.硅烷偶联剂处理；C.涂布通用粘接剂；D.涂布树脂水门汀

同时，应对患牙表面进行选择性酸蚀（15秒）、涂布通用粘接剂（反复涂抹20秒）并吹匀（5～10秒），见图7-5-5。由于显微镜光源的作用可能导致粘接剂提前固化，所以应在橙色滤光片下进行粘接操作。

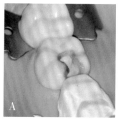 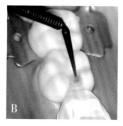

图7-5-5　患牙粘接前处理

A. 磷酸选择性釉质酸蚀；B. 在滤光片下涂布通用粘接剂

（六）修复体粘接与粘固

将树脂水门汀均匀涂布于修复体粘接面，并输送适量树脂水门汀至患牙粘接面，放置修复体并就位，在树脂水门汀完全固化前使用小棉球和牙线等工具除去多余的树脂水门汀，在牙科显微镜视野下可十分容易地发现残留粘接剂并去除。具体步骤（图7-5-6）为：使用光固化灯照射1～3秒后，用牙线去除邻面多余的树脂水门汀，也可使用探针或刮治器去除溢出的多余的树脂水门汀，然后使用光固化灯对各个面光照20秒，待其完全固化。固化后仍有残留的树脂水门汀可使用矽离子去除。

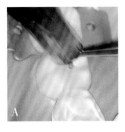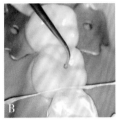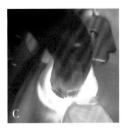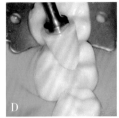

图7-5-6 修复体粘接

A. 放置修复体就位；B. 光照1秒后去除多余的树脂水门汀；C. 光照固化20秒；D. 用矽离子去除固化后多余的树脂水门汀

（七）粘接固化后处理

修复体粘接固化后需对树脂水门汀残留、就位、咬合接触等情况进行检查，对修复体边缘做最后的抛光处理，最终完成修复体粘固（图 7-5-7）。

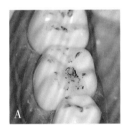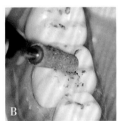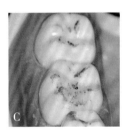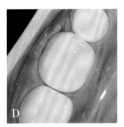

图7-5-7 修复体粘接后处理

A. 咬合检查；B. 绿砂石调磨；C. 检查邻接、边缘适合；D. 抛光完成

六、注意事项

1. 对邻接关系的检查应在修复体彻底就位的基础上进行，如果修复体没有完全就位，则牙线仍可从修复体与邻牙间通过，会对邻接关系造成误判。

2. 选择合适的粘接系统，对增强修复体的固位有十分重要的作用。

3. 在牙科显微镜光源、牙科治疗椅光源等强光照射下或操作时间过长的情况下，双固化树脂水门汀容易提前固化而影响修复体就位和粘接效果，操作时应注意避免。

七、实习评分

1.评定操作过程中术者体位以及牙科显微镜调节是否正确。

2.评定对各类治疗器械使用的熟练程度。

3.评定对修复体粘接的操作步骤及技能的掌握情况。

4.评定粘固后修复体的质量。

参考文献

程帆，朱亚琴．根管再治疗研究新进展．中国实用口腔科杂志，2017，10（4）：
　　220-223.

梁宇红，岳林．根管治疗技术之髓腔进入和初预备．中华口腔医学杂志，2019（8）：
　　573-576.

凌均棨，欧阳勇，韦曦．复合树脂粘接修复技术规范与效果评价．中国实用口腔
　　科杂志，2008，1（7）：409-412.

凌均棨，韦曦，胡晓莉，等．显微根管治疗技术指南．中华口腔医学杂志，
　　2016，51（8）：465-467.

凌均棨．显微牙髓治疗学．1版．北京：人民卫生出版社，2014.

刘斌，梁景平．牙体牙髓病诊疗中牙科显微镜操作图谱．1版．上海：上海交通大
　　学出版社，2020.

麦穗，韦曦，凌均棨．复合树脂充填材料的研发策略和进展．中华口腔医学杂志，
　　2021，56（1）：51-56.

孟焕新．牙周病学．4版．北京：人民卫生出版社，2012.

王捍国．显微根管外科彩色图谱．1版．北京：人民卫生出版社，2016.

徐宁，王捍国．显微外科术治疗不完全根裂牙2例．牙体牙髓牙周病学杂志，
　　2016，26（12）：762-763.

薛晶．大块充填树脂的临床应用影响因素．华西口腔医学杂志，2020，38（3）：
　　233-239.

薛晶．邻面成形系统的发展和临床应用．国际口腔医学杂志，2020，47（6）：
　　621-626.

赵依民．口腔修复学．8版．北京：人民卫生出版社，2020.

中华口腔医学会口腔修复学专业委员会．显微牙体预备手术操作规范．中华口腔

医学杂志，2021，56（4）：318-323.

中华口腔医学会牙体牙髓专业委员会.牙体牙髓病诊疗中牙科显微镜操作规范的专家共识.中华口腔医学杂志，2020（5）：333-336.

周学东.牙体牙髓病学.5版.北京：人民卫生出版社，2020.

AAE Special Committee to Develop a Microscope Position Paper. AAE position statement. Use of microscopes and other magnification techniques. J Endod, 2012, 38(8): 1153-1155.

American Academy of Pediatric Dentistry. Pulp therapy for primary and immature permanent teeth. Pediatr Dent, 2017, 39(6): 325-333.

Arikan F, Franko M, Gürkan A. Replantation of a vertically fractured maxillary central incisor after repair with adhesive resin. Int Endod J, 2008, 41(2): 173-179.

Barbosa AFA, Silva EJNL, Coelho BP, et al. The influence of endodontic access cavity design on the efficacy of canal instrumentation, microbial reduction, root canal filling and fracture resistance in mandibular molars. Int Endod J, 2020, 53(12): 1666-1679.

Becker BD. Intentional replantation techniques: a critical review. J Endod, 2018, 44(1): 14-21.

Brizuela C, Ormeño A, Cabrera C, et al. Direct pulp capping with calcium hydroxide, mineral trioxide aggregate, and biodentine in permanent young teeth with caries: a randomized clinical trial. J Endod, 2017, 43(11): 1776-1780.

Carr GB, Murgel CA. The use of the operating microscope in endodontics. Dent Clin North Am, 2010, 54(2): 191-214.

Chai SY, Bennani V, Aarts JM, Lyons K. Incisal preparation design for ceramic veneers: a critical review. J Am Dent Assoc, 2018, 149(1)：25-37.

Chauhan R, Tikku A, Chandra A. Detection of residual obturation material after root canal retreatment with three different techniques using a dental operating microscope and a stereomicroscope: an *in vitro* comparative evaluation. J Conserv Dent, 2012, 15(3): 218-222.

Cho SY, Lee SJ, Kim E. Clinical outcomes after intentional replantation of periodontally involved teeth. J Endod, 2017, 43(4): 550-555.

Çiçek E, Yılmaz N, Koçak MM, et al. Effect of Mineral trioxide aggregate apical plug thickness on fracture resistance of immature teeth. J Endod, 2017, 43(10): 1697-1700.

DeAngelis L, Chockalingam R, Hamidi-Ravari A, et al. In vitro assessment of mineral trioxide aggregate setting in the presence of interstitial fluid alone. J Endod, 2013, 39(3): 402-405.

Del Fabbro M, Corbella S, Sequeira-Byron P, et al. Endodontic procedures for retreatment of periapical lesions. Cochrane Database Syst Rev, 2016, 10(10): CD005511.

Floratos S, Kim S. Modern endodontic microsurgery concepts: a clinical update. Dent Clin North Am, 2017, 61(1): 81-91.

Floratos SG, Kratchman SI. Surgical management of vertical root fractures for posterior teeth: report of four cases. J Endod, 2012, 38(4): 550-555.

Hargreaves KM, Berman LH. Cohen's Pathways of the Pulp. 11th ed. St Louis: Mosby, 2016.

Hugo B, Stassinakis A. Preparation and restoration of small interproximal carious lesions with sonic instruments. Pract Periodontics Aesthet Dent, 1998, 10(3): 353-359.

Jang Y, Choi YJ, Lee SJ, et al. Prognostic factors for clinical outcomes in autotransplantation of teeth with complete root formation: survival analysis for up to 12 years. J Endod, 2016, 42(2): 198-205.

Juloski J, Köken S, Ferrari M. Cervical margin relocation in indirect adhesive restorations: a literature review. J Prosthodont Res, 2018, 62(3): 273-280.

Kersten DD, Mines P, Sweet M. Use of the microscope in endodontics: results of a questionnaire. J Endod, 2008, 34(7): 804-807.

Khalighinejad N, Aminoshariae A, Kulild JC, et al. The effect of the dental operating microscope on the outcome of nonsurgical root canal treatment: a retrospective case-control study. J Endod, 2017, 43(5): 728-732.

Khatavkar RA, Hegde VS. Use of a matrix for apexification procedure with mineral trioxide aggregate. J Conserv Dent, 2010, 13(1): 54−57.

Komabayashi T, Zhu Q, Eberhart R, et al. Current status of direct pulp−capping materials for permanent teeth. Dent Mater J, 2016, 35(1): 1−12.

Krug R, Soliman S, Krastl G. Intentional replantation with an atraumatic extraction system in teeth with extensive cervical resorption. J Endod, 2019, 45(11): 1390−1396.

Madarati AA, Hunter MJ, Dummer PM. Management of intracanal separated instruments. J Endod, 2013, 39(5): 569−581.

Mainkar A. A systematic review of the survival of teeth intentionally replanted with a modern technique and cost−effectiveness compared with single−tooth implants. J Endod, 2017, 43(12): 1963−1968.

Mouawad S, Artine S, Hajjar P, et al. Frequently asked questions in direct pulp capping of permanent teeth. Dent Update, 2014, 41(4): 298−304.

Murata T, Maseki T, Nara Y. Effect of immediate dentin sealing applications on bonding of CAD/CAM ceramic onlay restoration. Dent Mater J, 2018, 37(6): 928−939.

Pace R, Giuliani V, Nieri M, et al. Mineral trioxide aggregate as apical plug in teeth with necrotic pulp and immature apices: a 10−year case series. J Endod, 2014, 40(8): 1250−1254.

Padogiannis D, Tolidis K, Gerasimou P, et al.Viscoelastic properties, creep behavior and degree of conversion of bulk fill composite resins. Dent Mater, 2015, 3l(12): 1533−1541.

Ritter AV, Sulaiman TA, Rodgers BM, et al. Effect of surface treatment and cement type on dentin bonding of processed resin composite. Am J Dent, 2019, 32(6): 271−275.

Schwendicke F, Frencken JE, Bjørndal L, et al. Managing carious lesions: consensus recommendations on carious tissue removal. Adv Dent Res, 2016, 28(2): 58−67.

Siew K, Lee AH, Cheung GS. Treatment outcome of repaired root perforation: a systematic review and meta−analysis. J Endod, 2015, 41(11): 1795−1804.

Song M, Kim SG, Shin SJ, et al. The influence of bone tissue deficiency on the outcome of endodontic microsurgery: a prospective study. J Endod, 2013, 39(11): 1341–1345.

Taha NA, Abdulkhader SZ. Full pulpotomy with biodentine in symptomatic young permanent teeth with carious exposure. J Endod, 2018, 44(6): 932–937.

Tamse A, Fuss Z, Lustig J, et al. An evaluation of endodontically treated vertically fractured teeth. J Endod, 1999, 25(7): 506–508.

Taschieri S, Tamse A, Del Fabbro M, et al. A new surgical technique for preservation of endodontically treated teeth with coronally located vertical root fractures: a prospective case series. Oral Surg Oral Med Oral Pathol Oral Radiol Endod, 2010, 110(6): e45–e52.

Tomaszewska IM, Keams JO, Ilie N, et al. Bulk fill restoratives: to cap or not to capatis the question. J Dent, 2015, 43(3): 309–316.

Unver S, Onay EO, Ungor M. Intentional replantation of a vertically fractured tooth repaired with an adhesive resin. Int Endod J, 2011, 44(11): 1069–1078.

Wang L, Jiang H, Bai Y, et al. Clinical outcomes after intentional replantation of permanent teeth: a systematic review. Bosn J Basic Med Sci, 2020, 20(1): 13–20.

Ward J. Vital pulp therapy in cariously exposed permanent teeth and its limitations. Aust Endod J, 2002, 28(1): 29–37.

Wirsching E, Loomans BA, Klaiber B, et al. Influence of matrix systems on proximal contact tightness of 2– and 3–surface posterior composite restorations *in vivo*. J Dent, 2011, 39(5): 386–390.